口服抗肿瘤药物
药学服务教程

主　编　李国辉

副主编　戴媛媛　朱志翔

主　审　翟　青（复旦大学附属肿瘤医院）
　　　　黄红兵（中山大学附属肿瘤医院）
　　　　黄　萍（浙江省人民医院）
　　　　董　梅（哈尔滨医科大学附属肿瘤医院）
　　　　余　波（上海交通大学医学院附属同仁医院）
　　　　祁　玲（中国医学科学院肿瘤医院）

人民卫生出版社
·北　京·

图书在版编目（CIP）数据

口服抗肿瘤药物药学服务教程 / 李国辉主编 . —北京：人民卫生出版社，2021.1

ISBN 978-7-117-29442-3

Ⅰ.①口… Ⅱ.①李… Ⅲ.①抗癌药-内服药-药物学-教材 Ⅳ.①R979.1

中国版本图书馆 CIP 数据核字（2020）第 025037 号

| 人卫智网 | www.ipmph.com | 医学教育、学术、考试、健康，购书智慧智能综合服务平台 |
| 人卫官网 | www.pmph.com | 人卫官方资讯发布平台 |

口服抗肿瘤药物药学服务教程

Koufu Kangzhongliu Yaowu Yaoxue Fuwu Jiaocheng

主　　编：李国辉

出版发行：人民卫生出版社（中继线 010-59780011）

地　　址：北京市朝阳区潘家园南里 19 号

邮　　编：100021

E - mail：pmph @ pmph.com

购书热线：010-59787592　010-59787584　010-65264830

印　　刷：三河市宏达印刷有限公司（胜利）

经　　销：新华书店

开　　本：889 × 1194　1/32　印张：8

字　　数：235 千字

版　　次：2021 年 1 月第 1 版

印　　次：2021 年 3 月第 1 次印刷

标准书号：ISBN 978-7-117-29442-3

定　　价：35.00 元

打击盗版举报电话：010-59787491　E-mail：WQ @ pmph.com

质量问题联系电话：010-59787234　E-mail：zhiliang @ pmph.com

编　委

前　言

恶性肿瘤是严重威胁我国居民健康的主要疾病之一。自20世纪40年代氮芥用于淋巴瘤临床治疗以来,细胞毒性药物化疗一直是治疗恶性肿瘤的主要手段,传统的化疗药物多为静脉给药。近年来,随着对肿瘤发病机制的深入研究,从分子生物学、遗传学角度干预或阻断肿瘤发生、发展的口服抗肿瘤药物的应用越来越广泛。相对于静脉化疗给药,口服给药的优势是服用更方便、患者依从性更好,其可以避免化疗药物对静脉的损伤,缩短住院时间,不良反应相对较轻。目前口服抗肿瘤药物种类日新月异,使用口服抗肿瘤药物进行治疗的患者也越来越多。因此,如何更规范地提供口服抗肿瘤药物的药学服务,是药师面临的挑战。

在肿瘤药学服务中,药师往往需要快速解答患者关于服用方法、不良反应处置和药品相互作用等问题。而很多医疗机构往往存在两方面问题:第一,药师对最新的口服靶向药物不熟悉;其次,说明书信息量太大,搜寻效率低。为此,我们参考国内外药品说明书及相关文献提炼出临床应用中的关键信息,方便读者快速查阅。同时,对同类药物的共性问题进行汇总说明,方便记忆。

本书选择已在国内上市的口服抗肿瘤靶向药物和口服细胞毒性药物共46个,按通用名介绍每一种药物的基本信息、药学监护及特殊人群用药等关键信息。这些内容均参考最新的我国国家药品监督管理局(NMPA)和美国食品药品管理局(FDA)核准的说明书,同时还参考了《新型抗肿瘤药物临床应用指导原则(2020年版)》及相关文献。NMPA和FDA说明书内容不一致的地方(例如药物适应证不同),会同时标注并注明来源。

书末附有附录,是对常用药学信息的总结。包括"相互作用汇总:影响靶向药物代谢的药物""相互作用汇总:代谢受靶向药物影响的药物""CTCAE(第4版)常见毒性反应分级""EGFR酪氨酸激酶抑制剂皮肤不良反应总结""EGFR酪氨酸激酶抑制剂相关性腹泻总结""中英文对照"等。

本书专注于常用口服抗肿瘤靶向药物和口服细胞毒性药物药学监护知识的归纳与总结,力求做到全面且精练,帮助一线药师为患者提供更规范的肿瘤药学服务。由于编者水平所限,可能存在诸多不足与疏漏,恳请各位同行给予指正,不胜感激。

感谢中国医学科学院肿瘤医院李莹和张远远在收集药物信息中的辛勤努力和无私帮助。

编 者

2021年1月

目　录

下篇　口服细胞毒性药物

概　　述

口服抗肿瘤药物包括靶向药物、细胞毒性药物、激素类药物和中成药。近 20 年来,口服抗肿瘤药物的数量出现了暴发性增长,尤其是小分子靶向药物。相对于激素类药物和中成药,靶向药物和细胞毒性药物的不良反应一般更严重。同时,靶向药物类别中由于新上市的品种较多,药物的各方面信息比较欠缺。所以,本书的内容以口服抗肿瘤靶向药物和口服细胞毒性药物为主。下面依据作用机制将这两大类药物进行分类详述。

一、口服抗肿瘤靶向药物

抗肿瘤靶向药物的作用机制是特异性阻断肿瘤细胞生长所需的信号通路。因此,相对于传统化疗药物,靶向药物对肿瘤细胞的特异性更好,而传统化疗药物对所有快速生长的细胞都会起作用。本书中主要介绍的抗肿瘤靶向药物的作用靶点详见表 1:

表 1　抗肿瘤靶向药物的作用靶点

中文药名	英文药名	作用靶点	适应证
主要作用于表皮生长因子受体(EGFR)的药物			
吉非替尼	gefitinib	EGFR 酪氨酸激酶	非小细胞肺癌
厄洛替尼	erlotinib	EGFR 酪氨酸激酶	非小细胞肺癌、胰腺癌(FDA 批准)
埃克替尼	icotinib	EGFR 酪氨酸激酶	非小细胞肺癌
阿法替尼	afatinib	EGFR(ErbB1)、HER2(ErbB2)和 HER4(ErbB4)酪氨酸激酶	非小细胞肺癌

1

续表

中文药名	英文药名	作用靶点	适应证
达可替尼	dacomitinib	EGFR、HER1、HER2、HER4、DDR1、EPHA6、LCK、DDR2、MNK1 酪氨酸激酶	非小细胞肺癌
奥希替尼	osimertinib	EGFR 酪氨酸激酶	非小细胞肺癌
吡咯替尼	pyrotinib	EGFR、HER2 酪氨酸激酶	乳腺癌
拉帕替尼	lapatinib	EGFR（ErbB1）、HER2（ErbB2）酪氨酸激酶	乳腺癌
主要作用于间变性淋巴瘤激酶（ALK）的药物			
克唑替尼	crizotinib	ALK、ROS1 和 c-Met 酪氨酸激酶	非小细胞肺癌
阿来替尼	alectinib	ALK、RET 酪氨酸激酶	非小细胞肺癌
塞瑞替尼	ceritinib	ALK、IGF-1R、InsR、ROS1 酪氨酸激酶	非小细胞肺癌
主要作用于血管内皮细胞生长因子受体（VEGFR）的药物			
阿帕替尼	apatinib	VEGFR-2 酪氨酸激酶	胃癌
阿昔替尼	axitinib	VEGFR-1、VEGFR-2 和 VEGFR-3 酪氨酸激酶	肾癌
安罗替尼	anlotinib	VEGFR-1、VEGFR-2 和 VEGFR-3 酪氨酸激酶，c-KIT，PDGFR-β	非小细胞肺癌
仑伐替尼	lenvatinib	VEGFR-1、VEGFR-2 和 VEGFR-3 酪氨酸激酶，FGFR-1，FGFR-2，FGFR-3，FGFR-4，PDGFR-α，KIT，RET	肝细胞癌、甲状腺癌（FDA 批准）、肾癌（FDA 批准）、子宫内膜癌（FDA 批准）
呋喹替尼	fruquintinib	VEGFR-1、VEGFR-2 和 VEGFR-3 酪氨酸激酶	结直肠癌
培唑帕尼	pazopanib	VEGFR-2 酪氨酸激酶	肾癌、软组织肉瘤（FDA 批准）

中文药名	英文药名	作用靶点	适应证
瑞戈非尼	regorafenib	抑制 RET、VEGFR-1、VEGFR-2、VEGFR-3、KIT、PDGFR-α、PDGFR-β、FGFR-1、FGFR-2、TIE2、DDR2、TrkA、Eph2A、RAF-1、BRAF、BRAF V600E、SAPK2、PTK5、Abl 和 CSF-1R	结直肠癌、胃肠间质瘤、肝细胞癌
舒尼替尼	sunitinib	血小板衍生生长因子受体(PDGFR-α 和 PDGFR-β)血管内皮细胞生长因子受体(VEGFR-1,VEGFR-2 和 VEGFR-3),干细胞因子受体(KIT),Fms 样酪氨酸激酶-3(FLT3),Ⅰ型集落刺激因子受体(CSF-1R)和神经胶质细胞系衍生的神经营养因子受体(RET)	胃肠间质瘤、胰腺神经内分泌瘤、肾癌(FDA 批准)
索拉非尼	sorafenib	Raf 激酶、VEGFR-2、VEGFR-3、PDGFR-β、FLT3、c-KIT、p38-α激酶	肾癌、肝细胞癌、甲状腺癌(FDA 批准)
主要作用于 BCR-ABL 酪氨酸激酶的药物			
达沙替尼	dasatinib	BCR-ABL 和 SRC 家族激酶	白血病
尼洛替尼	nilotinib	BCR-ABL、PDGFR 和 c-KIT 酪氨酸激酶	白血病
伊马替尼	imatinib	BCR-ABL 胞质酪氨酸激酶、c-KIT 和 PDGFR 受体酪氨酸激酶	白血病,胃肠间质瘤。FDA 批准:嗜酸细胞增多综合征(HES)、慢性嗜酸性粒细胞白

中文药名	英文药名	作用靶点	适应证
			血病（CEL）、骨髓增生异常综合征/骨髓增殖性疾病（MDS/MPD）、侵袭性系统性肥大细胞增生症（ASM）、隆突性皮肤纤维肉瘤（DFSP）
主要作用于多腺苷二磷酸核糖聚合酶（PARP）的药物			
奥拉帕利	olaparib	PARP	卵巢癌、输卵管癌、原发性腹膜癌、乳腺癌（FDA批准）、胰腺癌（FDA批准）、前列腺癌（FDA批准）
尼拉帕利	niraparib	PARP	卵巢癌、输卵管癌、原发性腹膜癌
其他类型药物			
阿比特龙	abiraterone	17α-羟化酶/C17, 20-裂解酶（CYP17）	前列腺癌
来那度胺	lenalidomide	泛素连接酶复合体	多发性骨髓瘤、骨髓增生异常综合征（MDS）引起的输血依赖性贫血（FDA批准）、套细胞淋巴瘤（FDA批准）、滤泡淋巴瘤（FDA批准）、边缘区淋巴瘤（FDA批准）
芦可替尼	ruxolitinib	JAK1 和 JAK2	骨髓纤维化
哌柏西利	palbociclib	CDK4、CDK6	乳腺癌
维莫非尼	vemurafenib	BRAF	黑色素瘤、非小细胞肺癌（FDA批准）、Erdheim-Chester病（FDA批准）
达拉非尼	dabrafenib	BRAF	黑色素瘤、非小细胞肺癌（FDA批准）、未分化甲状腺癌（FDA批准）

续表

中文药名	英文药名	作用靶点	适应证
曲美替尼	trametinib	BRAF	黑色素瘤、非小细胞肺癌（FDA 批准）、未分化甲状腺癌（FDA 批准）
西达本胺	chidamide	苯酰胺类组蛋白去乙酰化酶（HDAC）	淋巴瘤
伊布替尼	ibrutinib	Bruton 酪氨酸激酶（BTK）	淋巴瘤、白血病
泽布替尼	zanubrutinib	Bruton 酪氨酸激酶（BTK）	淋巴瘤、白血病
伊沙佐米	ixazomib	可逆性蛋白酶体抑制剂	多发性骨髓瘤
依维莫司	everolimus	mTOR	肾癌、胰腺神经内分泌瘤、巨细胞星形细胞瘤

随着对肿瘤疾病认识的不断提高，肿瘤靶向药物的研发速度加快，不同的作用靶标适用范围也不同。本书根据作用靶点分类如下：

1. 激酶抑制剂（kinase inhibitor）　激酶（kinase）是一类生物化学里的分子，可从高能供体分子（如 ATP）转移磷酸基团到特定靶分子（底物），这一过程称为磷酸化。目前发现了几百种激酶，最大的激酶族群是蛋白激酶。蛋白激酶作用于特定的蛋白质，改变其活性。根据被磷酸化的氨基酸不同，蛋白激酶分为酪氨酸激酶、组氨酸激酶等。

激酶常存在于跨膜受体的胞内端，参与调控细胞信号转导。激酶抑制剂是小分子药物，可进入肿瘤细胞，阻断激酶介导的磷酸化，从而阻止受体激活而导致的肿瘤细胞信号转导，抑制肿瘤生长。目前大部分抗肿瘤的激酶抑制剂作用于酪氨酸激酶。

激酶抑制剂根据酶催化的底物（受体）不同，分类如下：

（1）ErbB 家族：ErbB 家族包括 4 个亚型，分别为 ErbB1（EGFR、HER1）、ErbB2（HER2）、ErbB3（HER3）和 ErbB4（HER4）。

ErbB 的过量表达或突变与多种实体肿瘤的生长有关。一系列靶向药物通过抑制 ErbB 家族,发挥抗肿瘤作用。例如,治疗非小细胞肺癌的药物,第一代表皮生长因子受体(epidermal growth factor receptor, EGFR)酪氨酸激酶抑制剂吉非替尼、厄洛替尼、埃克替尼,只抑制 ErbB1(EGFR)。第二代 EGFR 酪氨酸激酶抑制剂阿法替尼、达可替尼,可同时抑制 ErbB 多种亚型:ErbB1(EGFR)、ErbB2(HER2)和 ErbB4(HER4)。另外还对 *EGFR* 基因外显子 19 缺失突变和外显子 21(L858R)突变的肿瘤细胞有抑制作用。第三代 EGFR 酪氨酸激酶抑制剂奥希替尼,除了对突变型 *EGFR*(包括外显子 19 缺失、外显子 21 缺失和 T790M)有抑制作用,还对 HER2、HER3、HER4、ACK1 和 BLK 都有抑制作用。

(2)ALK:ALK 最初是在间变性大细胞淋巴瘤中被发现的,因此被命名为间变性淋巴瘤激酶(anaplastic lymphoma kinase, ALK)。EML4-ALK 融合蛋白的形成可导致信号的激活与失调,进而提高肿瘤细胞增殖和存活。克唑替尼对 ALK 磷酸化有抑制作用,从而对发生 EML4-ALK 重排的肿瘤细胞有抑制作用。非小细胞肺癌中有 3%~5% 存在 EML4-ALK 重排,克唑替尼等对此类患者有效。

(3)VEGFR:血管内皮细胞生长因子受体(vascular endothelial growth factor receptor, VEGFR)的信号途径在肿瘤生长转移以及心血管生成中起关键作用。VEGFR 有 3 种亚型:VEGFR-1(FLT1)、VEGFR-2(FLK1/KDR)和 VEGFR-3(FLT4)。阿帕替尼、阿昔替尼和培唑帕尼通过作用于 VEGFR-2 酪氨酸激酶起作用。而瑞戈非尼和索拉非尼可同时作用于 VEGFR-2 和 VEGFR-3。舒尼替尼可同时作用于 VEGFR-1、VEGFR-2 和 VEGFR-3。

(4)BCR-ABL:慢性髓细胞性白血病(chronic myelogenous leukemia, CML)几乎总是伴有 9 号和 22 号染色体间的平衡易位,这种易位导致 22 号染色体异常,即所谓费城染色体。易位导致形成独特的基因产物(*BCR-ABL1*),这种具有酪氨酸激酶活性的蛋白参与了 CML 的发生,并成为该疾病的主要靶点。作用于此靶点的药物包括伊马替尼、达沙替尼和尼洛替尼。主要用于治疗白血病。

(5)BRAF:BRAF 作为 RAF-MEK-ERK 信号转导通路的

一员,在肿瘤细胞增殖、分化和凋亡等方面发挥作用。正常的
BRAF 蛋白只在需要传导信号的时候保持活性状态,而突变的
BRAF 会一直保持活性状态,从而引起细胞的异常。*BRAF* 常
见的突变在第 1 799 位核苷酸上,导致编码的缬氨酸由谷氨酸
替代,即所谓 *V600E* 突变。维莫非尼是 BRAF 丝氨酸 - 苏氨酸
激酶(*V600E* 突变)的抑制剂,用于治疗黑色素瘤和非小细胞
肺癌。达拉非尼可抑制 *BRAF* 多种突变体,包括 *BRAF V600E*、
BRAF V600K 和 *BRAF V600D*。曲美替尼是丝裂原激活的细胞
外信号调节激酶 1(MEK1)和 2(MEK2)的可逆性抑制剂。达
拉非尼和曲美替尼联用,可增加对 RAF-MEK-ERK 通路的抑
制,用于黑色素瘤、非小细胞肺癌和甲状腺癌。

(6)JAKs:JAK 蛋白家族共包括 4 个成员:JAK1、JAK2、
JAK3 以及 Tyk2。JAK 抑制剂可选择性抑制 JAK 激酶,阻断
JAK/STAT 通路。芦可替尼作为 JAKs 抑制剂,用于治疗骨髓纤
维化。

(7)BTK:Bruton 酪氨酸激酶(Bruton tyrosine kinase)是一
种胞质蛋白,属于 Tec 酪氨酸激酶家族,参与 B 细胞增殖、分化
与凋亡的调控。伊布替尼和泽布替尼作为 BTK 抑制剂,用于淋
巴瘤与白血病的治疗。

(8)mTOR:磷脂酰肌醇 3- 激酶(phosphoinositide 3-kinase,
PI3K)/ 蛋白激酶 B(protein kinase B,PKB 或 AKT)信号通路
与肿瘤的发生相关。而哺乳动物雷帕霉素靶蛋白(mammalian
target of rapamycin,mTOR)作为 PI3K/Akt 下游一种重要的丝氨
酸 - 苏氨酸激酶,通过激活核糖体激酶调节肿瘤细胞的增殖、存
活和侵袭转移。依维莫司为 mTOR 激酶抑制剂。

2. 多腺苷二磷酸核糖聚合酶抑制剂　　多腺苷二磷酸核
糖聚合酶[poly(ADP-ribose)polymerase,PARP]是一种 DNA
修复酶,在 DNA 的修复过程中起关键作用。研究发现,携带
BRCA 突变的肿瘤细胞对 PARP 抑制剂敏感度高。奥拉帕利作
为 PARP 抑制剂,用于治疗卵巢癌。

3. 苯酰胺类组蛋白去乙酰化酶抑制剂　　苯酰胺类组蛋白
去乙酰化酶(HDAC)抑制剂可增加染色质组蛋白的乙酰化水
平来引发染色质重塑,并由此产生针对多条信号传递通路基因
表达的改变(即表观遗传改变),进而抑制肿瘤细胞周期、诱导

肿瘤细胞凋亡,同时对机体细胞免疫具有整体调节活性,诱导和增强自然杀伤细胞(NK)和抗原特异性细胞毒性 T 淋巴细胞(CTL)介导的肿瘤杀伤作用。此类药物有西达本胺,用于治疗淋巴瘤。

4. 蛋白酶体抑制剂 可结合 20S 蛋白酶体的 β_5 亚基并抑制其糜蛋白酶样活性。蛋白酶体是一种大的蛋白质复合体,可降解被泛素化的蛋白质。蛋白酶体被抑制后,细胞内大量的异常蛋白质不能被降解,从而产生细胞毒性。伊沙佐米联合来那度胺和地塞米松,用于治疗多发性骨髓瘤。

5. 其他 来那度胺的作用机制尚未完全阐明,已知药理作用包括抗血管生成、免疫调节等。

二、口服细胞毒性药物

对口服细胞毒性药物根据作用机制进行分类。如表2:

表 2 口服细胞毒性药物

中文药名	英文药名	作用机制	作用的细胞增殖周期
卡培他滨	capecitabine	抗代谢	S 期
氯氧喹	chloroxoquinoline		未查及
六甲蜜胺	altretamine		S 期
替吉奥	tegafur, gimeracil and oteracil potassium		S 期
环磷酰胺	cyclophosphamide	烷化剂,与 DNA 发生交叉联结,抑制 DNA 的合成,也可干扰 RNA 功能	周期非特异性
替莫唑胺	temozolomide		未查及
雌莫司汀	estramustine	作用于有丝分裂期,可抑制微管的装配和解聚,使细胞停滞于分裂中期。其水解后释放的雌激素发挥抗促性腺激素的作用	抗有丝分裂的作用针对 M 期,抗促性腺激素的作用为周期非特异性
长春瑞滨	vinorelbine	作用于有丝分裂 M 期	M 期
依托泊苷	etoposide	拓扑异构酶抑制剂	G_2

细胞毒性药物中的抗代谢药物影响核酸生物合成。其中，卡培他滨在体内转化成氟尿嘧啶（5-FU）发挥作用。同样的，替吉奥含有 3 种成分：替加氟、吉美嘧啶和奥替拉西钾。替加氟在体内转化为 5-FU；吉美嘧啶选择性抑制肝脏中的 5-FU 分解代谢酶，从而提高 5-FU 的浓度；奥替拉西钾口服后分布于胃肠道，可选择性抑制乳清酸磷酸核糖转移酶，抑制胃肠道中的 5-FU 转化为 5- 氟核苷酸，在不影响 5-FU 抗肿瘤效果的同时减轻胃肠道不良反应。

烷化剂可转变成缺电子的活泼中间产物，与生物大分子（DNA、RNA 和蛋白质）中的电子基团共价结合，影响细胞功能，致使细胞死亡。

长春瑞滨通过阻碍细胞有丝分裂过程中微管的形成，使细胞分裂停止于有丝分裂中期。依托泊苷作用于 DNA 拓扑异构酶Ⅱ，形成药物 - 酶 -DNA 稳定的可逆性复合物，阻碍 DNA 修复。

（李国辉　朱志祥）

上 篇

口服抗肿瘤靶向药物

主要作用于表皮生长因子受体的药物

吉非替尼 Gefitinib

【简介】

1. 基本信息

商品名：易瑞沙、吉至、伊瑞可、科愈新。

性状：①易瑞沙，薄膜衣片，褐色圆形，一面印有"IRESSA 250"。②吉至、科愈新，薄膜衣片，除去包衣呈白色或类白色。③伊瑞可，褐色薄膜衣片，除去包衣呈白色或类白色。

规格：250mg。

保存：30℃以下保存。

辅料：

（1）易瑞沙：乳糖一水合物、微晶纤维素、交联羧甲基纤维素钠、聚维酮、十二烷基硫酸钠、硬脂酸镁。包衣：羟丙甲纤维素、聚乙二醇300、二氧化钛、氧化铁黄、氧化铁红。

（2）吉至：乳糖、微晶纤维素、交联羧甲基纤维素钠、聚乙烯吡咯烷酮、十二烷基硫酸钠、硬脂酸镁、胃溶型薄膜包衣预混剂。胃溶型薄膜包衣预混剂组成为聚乙烯醇、二氧化钛、滑石粉、磷脂（大豆磷脂）。

（3）伊瑞可：乳糖、微晶纤维素、交联羧甲基纤维素钠、聚维酮、十二烷基硫酸钠、硬脂酸镁。薄膜包衣：聚乙烯醇、聚乙二醇、氧化铁红、滑石粉、二氧化钛、氧化铁黄、氧化铁黑。

（4）科愈新：乳糖、微晶纤维素、交联羧甲基纤维素纳、十二烷基硫酸钠、聚乙烯吡咯烷酮 K29/K30、硬脂酸镁、薄膜包衣预混剂(胃溶型)。薄膜包衣预混剂(胃溶型)组成为聚乙烯醇、聚乙二醇、二氧化钛、氧化铁黄、氧化铁红。

2. 适应证　本品单药适用于表皮生长因子受体(*EGFR*)基因具有敏感性突变的局部晚期或转移性非小细胞肺癌(NSCLC)患者的一线治疗。

3. 作用机制　本品为一种小分子表皮生长因子受体(EGFR)酪氨酸激酶抑制剂,可抑制 EGFR 受体酪氨酸的自体磷酸化,从而抑制下游信号转导,阻止 EGFR 依赖的肿瘤增殖。本品对突变型 *EGFR*(外显子 19 缺失或外显子 21 L858R 突变)的亲和力大于对野生型 *EGFR* 的亲和力。

4. 药动学参数

(1)吸收:口服 3~7 小时达峰,进食对吸收影响不明显,生物利用度约为 59%。

(2)分布:表观分布容积 1 400L,蛋白结合率 90%,与白蛋白和 α_1- 酸性糖蛋白结合。

(3)代谢:主要由 CYP3A4 代谢,对 CYP2D6 有有限的抑制作用。平均终末半衰期为 41 小时。

(4)排泄:主要经粪便排泄,<4% 经肾脏清除。

【药学监护】

1. 注意事项

(1)建议用药前建立肝功能基线并定期监测。

(2)用药前必须检测 *EGFR* 突变状态。

(3)本品为第一代 EGFR-TKI,治疗期间因药物毒性不可耐受时,可考虑在同一代药物之间替换,例如厄洛替尼、埃克替尼。如疾病进展,则不能在同一代药物之间替换。

2. 服药方法

(1)250mg q.d.。以温开水送服,空腹或与食物同服均可。每日服药时间应尽可能相同。

(2)如果吞咽困难,可将片剂置入半杯饮用水中,搅拌至完全分散,即刻饮下药液,再以半杯水冲洗杯子,饮下洗液。上述过程药液也可通过鼻胃管给予。

(3)剂量调整原则:根据耐受性可考虑停药,直至药物不良反应（ADR）缓解至≤1级时,恢复250mg q.d.。如停药14日仍不缓解,考虑永久停药。

3. 漏服 尽快补服,如距下次服药<12小时,不再补服。

4. 常见及重点不良反应（表3）

表3 吉非替尼的常见及重点不良反应

名称	总体/%	3/4级/%	处置或备注
皮肤反应	47	2	≥3级时停药;常发生于用药的第1个月
腹泻	29	3	≥3级时停药
GPT升高	11.4	5.1	①≥2级GPT/GOT升高时停药。②重度肝功能不全时永久停药
GOT升高	7.9	3.0	
胆红素升高	2.7	0.7	
间质性肺疾病（ILD）	1.3	0.7	有呼吸困难、咳嗽和发热等呼吸道症状时停药检查。确诊ILD时,需永久停药。常发生于治疗的前4周
结膜炎/眼睑炎/眼干燥症	6	0	①立即至眼科专科就诊。②3/4级,暂停给药。③症状无缓解或再次发生,永久停药
消化道穿孔	0.1	0.1	永久停药
溃疡性角膜炎	0.12	0.12	停药,如症状不缓解或恢复给药后复发,永久停药
大疱性和脱皮性皮肤病	0.08	0.08	暂时停药或永久停药
其他需要关注的ADR:指甲异常、口腔炎症、食欲下降、呕吐、脱发、虚弱、发热、出血、蛋白尿			

注:ADR发生率数据来自临床试验ISEL、INTEREST和IPASS,ADR分级参照CTCAE v3.0或v.4.0。

5. 药物相互作用（表4）

表4　吉非替尼的药物相互作用

相互作用药物	相互作用机制	处置方案
CYP3A4 强抑制剂	本品主要经 CYP3A4 代谢,改变 CYP3A4 活性会影响本品代谢	避免合用,如果必须合用,密切监测不良反应
CYP3A4 强诱导剂		避免合用,如果必须合用,考虑将剂量增加至 500mg/d
升高胃 pH 的药物	使本品平均 AUC 降低 47%	尽量避免合用。如必须合用,在服用吉非替尼 12 小时后给予此类药物
华法林	合用可能导致凝血功能异常	密切监测 INR 或 PT

【特殊人群用药】

1. 老年人　无须调整剂量。

2. 儿童　缺乏资料,不推荐使用。

3. 育龄妇女及其配偶　用药期间和用药结束后至少 2 周内避孕。

4. 哺乳期妇女　动物实验显示本品可分泌入乳汁,建议用药期间停止哺乳。

5. 肝、肾功能异常患者

（1）肝硬化所致中、重度肝功能不全患者慎用,密切监测药物不良反应。

（2）CrCl>20ml/min 患者无须调整剂量,CrCl≤20ml/min 患者情况的数据缺乏,慎用。

（朱志翔　戴媛媛）

【参考资料】

［1］易瑞沙说明书（2018 年 06 月 21 日修订）。

［2］吉至说明书（2015 年 05 月 15 日修订）。

［3］伊瑞可说明书（2017 年 12 月 27 日修订）。

［4］科愈新说明书（2019 年 12 月 06 日修订）。

［5］美国 FDA Iressa Lebel（2018 年 08 月修订）。

［6］新型抗肿瘤药物临床应用指导原则（2020 年版）。

厄洛替尼 Erlotinib

【简介】

1. 基本信息

商品名：特罗凯、Tarceva、洛瑞特。

性状：①特罗凯，圆形，双凸、白色包衣片，一面印有"Tarceva""100"或"150""特罗凯"标识，另一面空白。②洛瑞特，白色薄膜衣片，除去包衣后显白色。

规格：①特罗凯，100mg、150mg。②洛瑞特，150mg。

保存：15~30℃保存，最好25℃保存。

辅料：乳糖一水合物，羟丙甲纤维素，羟丙基纤维素，硬脂酸镁，微晶纤维素，淀粉乙醇酸钠，十二烷基硫酸钠和二氧化钛。

2. 适应证

（1）本品单药适用于 *EGFR* 基因外显子 19 缺失或外显子 21（L858R）替换突变的转移性非小细胞肺癌（NSCLC），包括一线治疗、维持治疗，或既往接受过至少一次化疗进展后的二线及以上治疗。

（2）与吉西他滨联用于局部晚期无法切除的或转移性胰腺癌的一线治疗（FDA 批准）。

3. 作用机制

本品是表皮生长因子受体（EGFR）/ 人表皮生长因子受体 1（也称为 HER1）的酪氨酸激酶抑制剂，通过抑制 EGFR 而使肿瘤细胞生长停滞或死亡。本品与 19 号外显子缺失或 21 号外显子（L858R）突变的 *EGFR* 的结合力高于野生型受体。

4. 药动学参数

（1）吸收：口服 150mg 4 小时达峰，生物利用度约为 60%。食物可提高生物利用度至几乎 100%。

（2）分布：表观分布容积 232L，93% 与白蛋白和 α_1- 酸性糖蛋白（AAG）结合，给药后 7~8 日达到稳态血药浓度。脑瘤组织中主要活性代谢物平均浓度为 160ng/g 组织，相当于稳态血浆峰浓度的 113%（88%~130%）总体平均值。

（3）代谢：主要由 CYP3A4 代谢，少量通过 CYP1A2 和肝外同工酶 CYP1A1 代谢。

（4）排泄：主要经粪便排泄。100mg 口服，可以回收 91% 的药物，其中在粪便中为 83%（原型药占给予剂量的 1%），尿液中为 8%（原型药占给予剂量的 0.3%）。单剂服用厄洛替尼的中位半衰期为 36.2 小时。

【药学监护】

1. 注意事项

（1）建议用药前建立肝功能基线并定期监测。

（2）在考虑本品用于局部晚期或转移性 NSCLC 患者一线治疗或维持治疗前，应检测 *EGFR* 突变状态。

（3）本品含有乳糖，乳糖不耐受者慎用。

2. 服药方法

（1）150mg（肺癌）或 100mg（胰腺癌，FDA 批准），q.d.。至少在进食前 1 小时或进食后 2 小时以温开水送服，每日服药的时间应尽可能相同。

（2）如需减量，每次减少 50mg。

3. 漏服　资料缺乏。

4. 常见及重点不良反应（表 5）

表 5　厄洛替尼的常见及重点不良反应

名称	总体 /%	3/4 级 /%	处置或备注
皮疹	39.4~84	4~12	严重皮疹、药物干预无效者暂时停药。严重水疱、皮肤剥落者永久停药。大部分 2~4 周，中位时间 8 日。详细处置参考附录 4
腹泻	20.3~57	1.8~6	中、重度腹泻，需药物干预（如洛哌丁胺），考虑停药或减量。中位发生时间为用药后 12 日，大部分为 2~4 周。详细处置参考附录 5
结膜炎	12	<1	角膜炎，3~4 级或 2 级持续超过 2 周者，暂时停药。眼部不适突发或者加重者，暂时停药，考虑永久停药。角膜穿孔或溃疡者，永久停药

续表

名称	总体 /%	3/4 级 /%	处置或备注
ILD	0.9	0.9	有呼吸困难、咳嗽和发热等呼吸道症状时停药检查。确诊 ILD 后需永久停药。中位发生时间为用药后 39 日
GPT 升高	9.1	—	①先前无肝损害的患者，胆红素≥3×ULN 或者转氨酶≥5×ULN者，暂时停药，考虑永久停药。②先前有肝损害的患者，胆红素≥2×ULN 或者转氨酶≥3×ULN者，暂时停药，考虑永久停药。③严重肝毒性，3 周内无缓解者，永久停药
GOT 升高	5.5	—	
胆红素升高	6.4	—	
肾毒性	—	—	严重肾毒性（3 或 4 级）者，暂时停药，考虑永久停药
消化道穿孔	—	—	永久停药
其他需要关注的 ADR：食欲减退、恶心、呕吐、甲沟炎			

注：ADR 发生率数据来自临床试验 ENSURE、MO20981、BO18192、BO25460、BR.21 和 PA.3，ADR 分级参照 CTCAE v2.0、v3.0 或 v4.0。

5. 药物相互作用（表 6）

表 6　厄洛替尼的药物相互作用

相互作用药物	相互作用机制	处置方案
CYP3A4 强抑制剂	本品主要经 CYP3A4 代谢，改变 CYP3A4 活性会影响本品代谢	避免合用，必须合用时根据不良反应情况，以 50mg 间隔减低剂量（FDA 说明书）
CYP3A4 强诱导剂		避免合用，必须合用时根据不良反应情况，以每 2 周增加 50mg 的方式增加至最大 450mg
CYP1A2 诱导剂	减少厄洛替尼暴露	避免合用
吸烟	吸烟诱导 CYP1A1 和 CYP1A2，使本品暴露量降低 50%~60%	建议戒烟。如合并吸烟，考虑在可以耐受情况下，以每 2 周增加 50mg 的方式增加至最大 300mg。停止吸烟后即降低本品剂量至推荐剂量

续表

相互作用药物	相互作用机制	处置方案
质子泵抑制剂	通过影响胃部 pH,降低本品吸收	避免合用
H₂ 受体拮抗剂		给予 H₂ 受体拮抗剂 10 小时后才能给予本品。给予本品 2 小时后才能给予 H₂ 受体拮抗剂
抗酸剂		间隔数小时服用(间隔时间根据抗酸剂作用时间而定。例如合用铝碳酸镁时,需间隔 1~2 小时)
香豆素类抗凝药(例如华法林)	导致 INR 升高	密切监测 PT 或 INR
CYP2C8 和 UGT1A1 的底物	本品是 CYP2C8 的中度抑制剂,UGT1A1 的强效抑制剂	监测不良反应
P-gp 抑制剂	本品为 P-gp 抑制剂的底物,合用可能会改变本品的分布、消除	谨慎合用,监测不良反应

【特殊人群用药】

1. 老年人　无须调整剂量。

2. 儿童　资料缺乏。

3. 育龄妇女及其配偶　中文说明书要求治疗中和结束后至少 2 周充分避孕,美国 FDA Tarceva Label 要求 1 个月内充分避孕。

4. 哺乳期妇女　建议用药期间及末次给药后至少 2 周停止哺乳。

5. 肝、肾功能异常患者

(1)慎用于肝功能异常(总胆红素 >3 × ULN)患者。不推荐重度肝功能异常患者使用本品。

(2)轻、中度肾损害患者不需要剂量调整。不推荐重度肾功能异常患者使用本品。

(朱志翔　房财富)

【参考资料】

[1]特罗凯说明书(2018年10月31日修订)。

[2]美国FDA Tarceva Label(2016年10月修订)。

埃克替尼 Icotinib

【简介】

1. 基本信息

商品名:凯美纳。

性状:棕红色薄膜衣片,除去包衣后显类白色。

规格:125mg。

保存:避光,密封保存。

辅料:微晶纤维素、乳糖、聚维酮K30、胶体二氧化硅、交联羧甲基纤维素钠、硬脂酸镁;胃溶型薄膜包衣预混剂:羟丙纤维素、聚乙二醇、滑石粉、钛白粉、氧化铁红、日落黄色淀、柠檬黄色淀。

2. 适应证

(1)本品单药适用于治疗表皮生长因子受体(*EGFR*)基因具有敏感突变的局部晚期或转移性非小细胞肺癌(NSCLC)患者的一线治疗。

(2)本品单药可试用于治疗既往接受过至少一个化疗方案失败后的局部晚期或转移性非小细胞肺癌(NSCLC),既往化疗主要是指以铂类为基础的联合化疗。不推荐本品用于*EGFR*野生型非小细胞肺癌患者。

3. 作用机制
本品是一种选择性表皮生长因子受体(EGFR)酪氨酸激酶抑制剂,本品抑制EGFR酪氨酸激酶活性的半数有效浓度(IC_{50})为5nmol/L。体外研究和动物实验表明埃克替尼可抑制多种人肿瘤细胞株的增殖。

4. 药动学参数

(1)吸收:口服125mg 0.5~4小时达峰。高热量食物可使C_{max}增加59%,AUC增加79%。

（2）分布：空腹口服 150mg，平均 CL/F 为（13.3±4.78）L/h，平均 V_z/F 为（115±63.26）L，空腹和餐后服用本品的平均分布容积分别为 355L 和 113L。

（3）代谢：主要代谢部位是肝脏，主要由 CYP3A4 和 CYP2C19 代谢，对 CYP3A4 和 CYP2C9 有明显抑制作用。

（4）排泄：空腹和餐后本品血浆清除率为 46L/h 和 22L/h，经粪便排泄占 74.7%，尿液占 0.187%~0.436%。排出形式以代谢物为主（81.4%），原型药物占 18.6%。半衰期为 5~16.5 小时。

【药学监护】

1. 注意事项

（1）用药前建议进行 *EGFR* 基因检测，不推荐本品用于 *EGFR* 野生型非小细胞肺癌患者。

（2）用药前建立肝功能基线。

2. 服药方法

（1）125mg t.i.d.。以温开水送服，空腹或与食物同服均可，每日服药的时间应尽可能相同。

（2）如不可耐受，暂停用药（1~2 周）直至症状缓解或消失，随后恢复 125mg t.i.d.。

3. 漏服 不补服。

4. 常见及重点不良反应（表 7）

表 7 埃克替尼的常见及重点不良反应

名称	总体 /%	3/4 级 /%	处置或备注
皮疹	17.0~40	0.13~0.5	参考附录 4
腹泻	8.3~18.5	0~0.5	参考附录 5
口腔溃疡	3.5	0.5	—
恶心	3	0.5	—
转氨酶升高	8	1	转氨酶轻度升高（GOT 及 GPT<100U/L）的患者可继续服药但应密切监测；对转氨酶升高比较明显（GOP 及 GPT≥100U/L）的患

续表

名称	总体 /%	3/4 级 /%	处置或备注
			者,可暂停给药并密切监测转氨酶,当转氨酶恢复（GOT 及 GPT 均低于 100U/L,或正常）后可恢复给药
间质性肺疾病	0.045	0.045	立即停药。Ⅳ期研究中的 3 例在用药后 1~4 周出现间质性肺疾病

注:ADR 发生率数据来自临床试验 ICOGEN 以及上市后Ⅳ期临床试验。

5. 药物相互作用（表 8）

表 8　埃克替尼的药物相互作用

相互作用药物	相互作用机制	处置方案
CYP2C19 诱导剂	本品主要经 CYP3A4 和 CYP2C19 代谢,影响这两个代谢酶的药物均有可能产生相互作用	尽量避免合用,密切监测 ADR
CYP3A4 诱导剂		
CYP2C9 底物	本品抑制 CYP2C9 和 CYP3A4	谨慎合用,密切监测 ADR
CYP3A4 底物		

【特殊人群用药】

1. 老年人　无须调整剂量。

2. 儿童　缺乏资料,不推荐使用。

3. 育龄妇女及其配偶　缺乏资料,建议用药期间避免妊娠。

4. 哺乳期妇女　缺乏资料,建议用药期间停止哺乳。

5. 肝、肾功能异常患者

（1）重度肝功能异常患者禁用,其他级别肝功能异常患者慎用,根据临床情况和实验室指标决定。

（2）重度肾功能异常患者禁用,其他级别肾功能异常患者慎用,根据临床情况和实验室指标决定。

（朱志翔）

【参考资料】

埃克替尼说明书（2014 年 11 月 13 日修订）。

阿法替尼 Afatinib

【简介】

1. 基本信息

商品名:吉泰瑞、Gilotrif。

性状:圆形、双面凸起、边缘斜面的薄膜衣片,一面刻有公司标志,另一面刻有编码。"T20""T30""T40"和"T50"分别代表 20mg、30mg、40mg 和 50mg。

规格:20mg、30mg、40mg、50mg。

保存:不超过 25℃保存。

辅料:缺乏资料。

2. 适应证

(1)具有表皮生长因子受体(*EGFR*)基因敏感突变的局部晚期或转移性非小细胞肺癌(NSCLC),既往未接受过 EGFR 酪氨酸激酶抑制剂(TKI)治疗。2018 年 1 月,FDA 批准用于非耐药表皮生长因子受体基因突变的转移性非小细胞肺癌的一线治疗。

(2)含铂化疗期间或化疗后疾病进展的局部晚期或转移性鳞状组织学类型的非小细胞肺癌(NSCLC)。

3. 作用机制
本品与 EGFR(ErbB1)、HER2(ErbB2)和 HER4(ErbB4)的激酶区域共价结合,不可逆地抑制酪氨酸激酶自磷酸化,导致 ErbB 信号下调,从而导致肿瘤细胞增殖受阻。

4. 药动学参数

(1)吸收:口服 2~5 小时达峰,与口服溶液相比,相对生物利用度约为 92%。20~50mg 时,C_{max} 和 $AUC_{0 \sim \infty}$ 增加比例略高于剂量增加比例。与高脂餐同服会导致本品 C_{max} 降低约 50%,$AUC_{0 \sim \infty}$ 降低约 39%。在服用本品前 3 小时内或之后 1 小时内进餐时,观察到 $AUC_{\tau, ss}$ 平均降低 26%。

(2)分布:体外血浆蛋白结合率约 95%,给药 8 日达稳态,此时 AUC 和 C_{max} 为单次给药的 2.8 倍和 2.1 倍。

（3）代谢：本品在体内的酶促代谢反应可忽略，主要循环代谢物是蛋白质共价加合物。

（4）排泄：85% 经粪便排泄，4% 经尿液排泄。表观终末半衰期 37 小时。

【药学监护】

1. 注意事项

（1）治疗前需要进行 *EGFR* 基因检测。

（2）有角膜炎、严重眼干燥症病史者慎用。

（3）对有心脏风险因素和具有影响左室射血分数（LVEF）条件的患者，建议建立 LVEF 基线并定期评估。

（4）有胃肠道穿孔高危风险患者谨慎选用。

（5）本品含有乳糖，乳糖不耐受者慎用。

2. 服药方法

（1）40mg q.d.，整片用水吞服。不应与食物同服，在进食后至少 3 小时（FDA 说明书为 2 小时）或进食前至少 1 小时服用本品。

（2）吞咽困难时，可将本品分散于约 100ml 非碳酸饮用水中，间或搅拌，最长 15 分钟，直到药片分散成极小的颗粒，立刻服下分散液。用大约 100ml 水冲洗玻璃杯，然后饮用。分散液也可通过胃管给药。

（3）剂量调整基本原则（表 9）

表 9　阿法替尼剂量调整基本原则

不良反应等级 [a]	本品的建议给药量	
1 级或 2 级	不中断 [b]	不调整剂量
2 级（延长 [c] 或不耐受）或 ≥3 级	中断直到恢复至 0/1 级 [b]	以减量 10mg 递减继续 [d]

注：[a] 美国国家癌症研究所（NCI）不良事件通用术语标准 3.0 版。

[b] 发生腹泻时，应立即使用抗腹泻药物（如洛哌丁胺），并且对持续腹泻的情况应继续用药直到腹泻停止。

[c] 腹泻 >48 小时和 / 或皮疹 >7 天。

[d] 如果患者不能耐受 20mg/d，应考虑永久停用本品。

3. 漏服　尽快服用，如距下次服药时间 <8 小时（美国 FDA Gilotrif Label 描述为 "<12 小时"），则不再补服。

4. 常见及重点不良反应（表10）

表10　阿法替尼的常见及重点不良反应

名称	总体/%	3/4级/%	处置或备注
腹泻	70~95	9.9~17.8	给予充足的补液结合抗腹泻药,严重腹泻患者(持续超过48小时的2级或3级腹泻)需要中断和减少剂量,或停止本品治疗,常发生于治疗的前2~6周
皮疹/痤疮	67~89	5.9~14.5	暴露于日光的患者,建议穿防护衣和/或使用防晒品,需要对皮肤病反应进行早期干预(如润肤剂、抗生素)。如果发生了严重大疱性、疱性和剥脱性皮肤病,应永久停药。其表现为轻度或中度的红斑性和痤疮样皮疹,可在暴露于日光的部位发生或恶化
间质性肺疾病	1.6	0.9~1.3	应对出现肺部症状(呼吸困难、咳嗽、发热)急性发作和/或不可解释恶化的所有患者进行仔细评估以排除间质性肺疾病。应中断本品治疗,并对这些症状进行研究。如果确诊间质性肺疾病,则应永久停用本品。亚裔患者(2.3%)比白色人种患者(1.0%)发生率更高,如果确诊ILD,则应永久停用本品
角膜炎	0.1~1	未查及	表现为急性或恶化的眼部炎症、流泪、光敏感、视物模糊、眼痛和/或红眼等症状
肝、肾毒性	1~10	未查及	已经报道有少于1%的患者在本品治疗期间发生了肝衰竭,包括死亡。建议定期检查肝功能

注:ADR发生率数据来自临床试验LUX-Lung3、LUX-Lung6和LUX-Lung8。ADR分级参照CTCAE v3.0。

5. 药物相互作用（表11）

表11　阿法替尼的药物相互作用

相互作用药物	相互作用机制	处置方案
P-gp 诱导剂	本品是 P-gp 的底物，与 P-gp 抑制剂或诱导剂同时用药可能会增加或降低本品暴露量	对需要 P-gp 诱导剂长期治疗的患者，只要可以耐受，本品的每日剂量增加 10mg。停用 P-gp 诱导剂 2~3 日后，继续以之前的剂量治疗
P-gp 抑制剂		P-gp 抑制剂与本品给药间隔尽可能延长。P-gp 抑制剂应在本品给药后间隔 6 小时（P-gp 抑制剂每日 2 次给药）或 12 小时（P-gp 抑制剂每日 1 次给药）给药。如果不能耐受，可将本品每日剂量降低 10mg。停用 P-gp 抑制剂后，只要可以耐受，可继续以之前的剂量治疗

【特殊人群用药】

1. 老年人　无须调整剂量。

2. 儿童　缺乏资料，不推荐使用。

3. 育龄妇女及其配偶　治疗期间以及末次给药后至少 2 周内应采取充分的避孕措施。

4. 哺乳期妇女　建议接受本品治疗时停止母乳喂养。

5. 肝、肾功能异常患者

（1）轻度（Child-Pugh A）、中度（Child-Pugh B）肝功能不全患者无须调整剂量。对严重肝损害（Child-Pugh C）患者，国内说明书不推荐使用本品，美国 FDA Gilotrif Label 表述为密切监控，如无法耐受需要调整剂量。

（2）轻、中度肾功能不全患者无须调整剂量，严重肾功能不全（CrCl<30ml/min）患者，国内说明书不推荐使用本品。美国 FDA Gilotrif Label 建议 CrCl 15~29ml/min 者，给予 30mg q.d.；CrCl<15ml/min 或透析患者，尚无推荐剂量。

（杨珺）

【参考资料】

［1］阿法替尼说明书（2017 年 02 月 21 日修订）。

[2] 美国 FDA Gilotrif Label（2018 年 01 月修订）。

达可替尼 Dacomitinib

【简介】

1. 基本信息

商品名：多泽润、Vizimpro。

性状：蓝色薄膜衣片，除去包衣后显白色或类白色。

规格：15mg、30mg（FDA 批准）、45mg。

保存：30℃以下保存。

辅料：乳糖一水合物、微晶纤维素、羧甲淀粉钠、硬脂酸镁。包衣中成分为聚乙烯醇（部分水解）、滑石粉、二氧化钛、聚乙二醇 3350 和蓝色 2 号铝色淀。

2. 适应证
本品单药用于表皮生长因子受体（EGFR）19 号外显子缺失或 21 号外显子 L858 置换突变的局部晚期或转移性非小细胞肺癌（NSCLC）患者的一线治疗。

3. 作用机制
本品是人表皮生长因子受体家族（EGFR/HER1、HER2、HER4）和某些 EGFR 激活突变体（19 号外显子缺失或 21 号外显子 L858）的激酶活性的不可逆抑制剂。本品还可以抑制 DDR1、EPHA6、LCK、DDR2、MNK1 的活性。

4. 药动学参数

（1）吸收：口服 45mg 达峰时间 6.0 小时（2.0~24 小时），口服生物利用度约 80%，食物不影响吸收。在 2~60mg，C_{max} 和稳态 AUC 成比例增加。在重复给药后 14 日内达到稳态，基于 AUC 估计的几何平均（CV%）蓄积比为 5.7（28%）。

（2）分布：表观分布容积的几何平均值 1 889L，血浆蛋白结合率 98%，无浓度依赖（250~1 000ng/ml）。

（3）代谢：主要由肝脏代谢，氧化作用和谷胱甘肽结合为主要代谢反应。CYP2D6 为主要代谢酶，CYP3A4 为次要代谢酶。

（4）排泄：血浆消除半衰期为 70 小时。给药量的 79%（20% 为原型）经粪便排泄，3%（<1% 为原型）经尿液排泄。

【药学监护】

1. 注意事项 用药前需要检测 *EGFR* 基因突变状态。*EGFR* 19 号外显子缺失突变或 21 号外显子 L858R 置换突变阳性的患者方可使用。

2. 服药方法

（1）45mg q.d.，每天同一时间服药。可与食物同服或空腹服用。根据文献报道，本品溶解后鼻饲给药与口服相比，C_{max} 和 AUC 下降约 1/3。

（2）剂量调整原则：出现 3 级 /4 级（CTCAE v4.03）不良反应，停药直至恢复至 ≤2 级，然后降低一个剂量梯度恢复给药。剂量下调梯度：45mg q.d. → 30mg q.d. → 15mg q.d.。

3. 漏服 不补服。

4. 常见及重点不良反应（表 12）

表 12 达可替尼的常见及重点不良反应

名称	总体 /%	3/4 级 /%	处置或备注
腹泻	86~87	8~11	①2 级：停药直到恢复至 ≤1 级，然后以原剂量水平继续用药。如再次出现 2 级不良反应，停药直到恢复至 ≤1 级，然后降低一个剂量水平继续用药。②3 或 4 级：停药直到恢复至 ≤1 级，然后降低一个剂量水平继续用药。立即开始止泻治疗
皮疹	69~78	21~23	①发生持续性的 2 级皮疹，停药直到恢复至 ≤1 级，然后以原剂量水平继续用药。如再次出现持续性的 2 级皮疹，停药直到恢复至 ≤1 级，然后降低一个剂量水平继续用药。②3 或 4 级，停药直到恢复至 ≤1 级，然后降低一个剂量水平继续用药
ILD	2.6	0.5	永久停药
其他需要关注的 ADR：剥脱性皮肤反应、皮肤干燥、瘙痒、甲沟炎、口腔黏膜炎、食欲减退、体重下降、脱发、咳嗽			

注：数据参考临床试验 ARCHER1050、A7471009、A7471011 和 A7471028。ADR 分级参考 CTCAE v4.03 版。

5. 药物相互作用（表 13）

表 13　达可替尼的药物相互作用

相互作用药物	相互作用机制	处置方案
CYP2D6 的底物	本品可增加 CYP2D6 底物的浓度	避免合用
质子泵抑制剂（PPI）	合用可降低本品疗效	用局部抗酸剂或 H_2 受体拮抗剂代替 PPI。服用 H_2 受体拮抗剂至少 6 小时前或至少 10 小时后给予本品

【特殊人群用药】

1. 老年人　≥65 岁患者与 <65 岁患者相比，3、4 级不良反应发生率较高（67%vs.56%），给药中断（53%vs.45%）和停用（24%vs.10%）频率较高，但说明书并未直接给出调整建议。笔者建议密切监测不良反应。

2. 儿童　缺乏资料。

3. 育龄妇女及其配偶　育龄妇女在治疗中和治疗结束后 17 日内避免妊娠。

4. 哺乳期妇女　建议用药期间及治疗结束后至少 17 日内不要哺乳。

5. 肝、肾功能异常患者

（1）轻、中度肝功能不全患者不建议调整剂量。重度肝功能不全［总胆红素 >（3~10）× ULN］患者的合适剂量尚未确定。

（2）轻、中度肾功能异常（CrCl 30~89ml/min）患者不建议调整剂量。重度肾功能异常（CrCl<30ml/min）患者的合适剂量尚未确定。

（朱志翔）

【参考资料】

［1］多泽润说明书（2019 年 05 月 05 日修订）。

［2］美国 FDA Vizimpro Label（2018 年 09 月修订）。

［3］CHIU J W, CHAN K, CHEN E X, et al. Pharmacokinetic assessment of dacomitinib（pan-HER tyrosine kinase inhibitor） in patients with locally advanced head and neck squamous cell carcinoma（LA SCCHN）following administration through a gastrostomy feeding tube（GT）. Investigational New Drugs, 2015, 33（4）: 895-900.

奥希替尼 Osimertinib

【简介】

1. 基本信息

商品名: 泰瑞沙、Tagrisso。

性状: 浅褐色薄膜衣片, 除去包衣后显白色至浅棕色。40mg, 一面印有"AZ"和"40"字样, 另一面空白; 80mg, 一面印有"AZ"和"80"字样, 另一面空白。

规格: 40mg、80mg。

保存: 30℃以下保存。

辅料: 甘露醇、微晶纤维素、硬脂酰醇富马酸钠、聚乙烯醇、二氧化钛、聚乙二醇、滑石粉、氧化铁红、氧化铁黄、四氧化三铁、羟丙纤维素。

2. 适应证

（1）具有表皮生长因子受体（EGFR）外显子 19 缺失或外显子 21（L858R）置换突变的局部晚期或转移性非小细胞肺癌（NSCLC）成人患者的一线治疗。

（2）既往经 EGFR 酪氨酸激酶抑制剂（TKI）治疗时或治疗后出现疾病进展, 并且经检测确认存在 *EGFR T790M* 突变阳性的局部晚期或转移性 NSCLC 成人患者的治疗。

3. 作用机制　本品是表皮生长因子受体（EGFR）的激酶抑制剂, 对携带 *EGFR* 突变（T790M、L858R 和外显子 19 缺失）的非小细胞肺癌细胞株具有抗肿瘤作用, 还可抑制 HER2、HER3、HER4、ACK1 和 BLK 的活性。

4. 药动学参数

（1）吸收: 口服 6 小时（3~24 小时）达峰。食物和 PPI 对暴露量无显著影响。20~240mg, 本品 AUC 和 C_{max} 与剂量成正比。

（2）分布：平均稳态表观分布容积为 997L，体外血浆蛋白结合率为 94.7%。每日一次，给药 15 天后达稳态，暴露蓄积量约为 3 倍。稳态时，循环血浆浓度在 24 小时的给药间期内通常会保持在 1.6 倍的范围之内。动物实验显示本品可以透过血脑屏障，脑与血浆药物浓度 AUC 比约为 2。

（3）代谢：本品主要通过 CYP3A4 和 CYP3A5 代谢。其中 CYP3A4 介导的代谢可能为次要途径。

（4）排泄：本品的血浆表观清除率为 14.3L/h，终末半衰期为 44 小时。从粪便中收集的剂量占总剂量的 67.8%（1.2% 为原型药物），从尿液中收集的剂量占总剂量的 14.2%（0.8% 为原型药物）。

【药学监护】

1. 注意事项

（1）在使用本品治疗局部晚期或转移性 NSCLC 时，需要先检测 *EGFR T790M* 突变状态。

（2）先天性长 Q-T 间期综合征的患者应避免使用本品。

（3）建议建立 Q-Tc 间期和 LVEF 基线，并定期监测。

（4）*EGFR* 突变阳性的脑转移或脑膜转移患者推荐优先使用本品。

2. 服药方法

（1）80mg q.d.，以温开水送服，每日服药时间应相同，进餐或空腹时服用均可。整片吞服，不应压碎、掰断或咀嚼。

（2）如患者无法吞咽药物，可将药片投入 50ml 不含碳酸盐的水中，无须压碎，直接搅拌至分散后迅速吞服。用半杯水冲洗杯壁，以保证杯内无残留，随后迅速饮下。需要经胃管喂饲时，可采用和上述相同的方式进行处理，只是最初溶解药物时用水 15ml，后续残余物冲洗时用水 15ml。这 30ml 液体应在将药片加入水中后 30 分钟内服用。

（3）剂量调整原则：≥3 级不良反应，停药（最多 3 周）。如停药 3 周内不良反应改善至 ≤2 级，可按原剂量（80mg）或减量（40mg）恢复本品治疗；如未下降至 ≤2 级，则应永久停药。

3. 漏服　尽快补服，如距下次服药时间 <12 小时，不再补服。

4. 常见及重点不良反应（表14）

表14　奥希替尼的常见及重点不良反应

名称	总体/%	3/4级/%	处置或备注
腹泻	34.5~44	0.6~1.1	中位发生时间为19~22日
皮疹	27.5~41	0~0.7	—
WBC ↓	71.8~66	0.6~2.4	—
ANC ↓	35.3~33	1.2~4.3	—
PLT ↓	72.4~54	1.2~2.1	—
ILD	1.2~3.6	0~1.3	永久停用。中位发生时间85日
角膜炎	0.9~1.1	0	
Q-Tc间期延长	0.7~1.4	0	至少两次单独的心电图检测提示Q-Tc间期>500ms，应暂停使用本品，直至Q-Tc间期<481ms或恢复到基线水平（如基线值≥481ms），采用40mg剂量重新开始用药
			Q-Tc间期延长，合并出现下列任何一种情况的患者需永久停用本品：尖端扭转型室性心动过速、多形性室性心动过速、严重心律失常的症状或体征
心功能下降	—	—	无症状性的左室射血分数（LVEF）绝对值相对基线下降10%并低于50%，应暂停本品治疗最多4周。如果改善至基线LVEF水平，重新开始治疗。如果未改善至基线水平，永久性终止治疗
			症状性充血性心力衰竭，应永久性中止本品治疗
Stevens-Johnson综合征（SJS）	—	—	永久停药
重症多形红斑（EMM）	—	—	
其他需关注的ADR：口腔炎、皮肤干燥、甲沟炎、瘙痒、肺栓塞、脑血管意外/脑梗死			

注：ADR发生率数据来自临床试验AURAex、AURA 2、AURA3、AURA17。ADR分级参照CTCAE v4.0。

5. 药物相互作用（表15）

表 15 奥希替尼的药物相互作用

相互作用药物	相互作用机制	处置方案
CYP3A4 强诱导剂	本品主要经 CYP3A4 和 CYP3A5 代谢，强效 CYP3A4 诱导剂可使本品暴露量下降约 80%	尽量避免合用。如果合用，考虑增加本品剂量至 160mg/d。停止服用 CYP3A4 强诱导剂 3 周后，本品的剂量可恢复至 80mg/d。本品禁与圣约翰草合用
BCRP 和 P-gp 底物	本品增加 BCRP 和 P-gp 底物的暴露	密切监测不良反应

【特殊人群用药】

1. 老年人 年龄≥65 岁患者出现导致研究药物剂量调整（暂停用药或减量）的不良反应人数更多（23% vs. 17%），年龄≥65 岁患者出现的 3 级或以上不良反应更多（32% vs. 28%）。

2. 儿童 年龄小于 18 周岁的儿童或青少年患者使用本品的安全性和有效性尚不明确。

3. 育龄妇女及其配偶 妊娠期间禁用。在完成本品治疗后的下列时间内充分避孕：女性至少 2 个月，男性至少 4 个月。

4. 哺乳期妇女 建议用药期间停止哺乳。

5. 肝、肾功能异常患者

（1）轻［总胆红素 <ULN 且 GOT 为（1~1.5）× ULN；或总胆红素（1~1.5）× ULN］、中度［总胆红素为（1.5~3.0）× ULN］肝功能异常患者无须调整剂量。重度肝功能异常患者使用本品的安全性和有效性尚不明确，不建议使用。

（2）轻、中度或重度肾损害患者使用本品时无须进行剂量调整。终末期肾病（CrCl<15ml/min）或正在接受透析的患者使用本品的安全性和有效性尚不明确，应慎用本品。

（杨珺 房财富）

【参考资料】

［1］奥希替尼说明书（2019 年 12 月 19 日修订）。

［2］美国 FDA Tagrisso Label（2020 年 05 月修订）。

吡咯替尼 Pyrotinib

【简介】

1. 基本信息

商品名：艾瑞妮。

性状：薄膜衣片，除去包衣后显黄色。

规格：80mg、160mg。

保存：密封，25℃以下干燥处保存，启封后保存不得超过1个月。

辅料：无资料。

2. 适应证　本品联合卡培他滨，适用于治疗表皮生长因子受体2（HER2）阳性、既往未接受或接受过曲妥珠单抗的复发或转移性乳腺癌患者。使用本品前患者应接受过蒽环类或紫杉类化疗。

3. 作用机制　吡咯替尼是不可逆的小分子受体酪氨酸激酶抑制剂，显著抑制表皮生长因子受体（ErbB1/EGFR）和人表皮生长因子受体2（ErbB2/HER2），半数抑制浓度（IC_{50}）分别为5.6nmol/L、8.1nmol/L。本品可显著抑制HER2因子驱动的肿瘤生长。

4. 药动学参数

（1）吸收：口服4~5小时达峰。160~400mg/d剂量，AUC_{0-24h}和C_{max}基本随着给药剂量的增加而增大。与高脂饮食同服，本品$AUC_{0-\infty}$比空腹给药增加43%，C_{max}增加79%。

（2）分布：表观分布容积4 200L，血浆蛋白结合率86.93%~99.7%，无浓度依赖。本品与卡培他滨联用，每日口服连续14日后，AUC蓄积比近似为1，未见明显蓄积。

（3）代谢：主要由肝CYP3A4代谢。

（4）排泄：400mg/d口服，平均消除半衰期18.2小时，平均清除率CL_{ss}/F为141L/h。口服给药240小时后，给药量的90.9%±3.5%经粪便排泄，1.72%±0.33%经尿液排泄。

【药学监护】

1. 注意事项

（1）在使用本品治疗前，应使用经充分验证的检测方法进行 HER2 状态的检测。吡咯替尼仅可用于 HER2 阳性的乳腺癌患者。

（2）建立左室射血分数（LVEF）、Q-T 间期和肝功能基线，并定期监测。

2. 服药方法

（1）400mg q.d.，餐后 30 分钟内口服，每天同一时间服药。连续服用，每 21 天为一个周期。目前暂无资料支持掰开或研碎服用。

（2）联用药物卡培他滨的推荐剂量为 1 000mg/m^2 b.i.d.（早晚各 1 次，每日总剂量 2 000mg/m^2）。在餐后 30 分钟内服用（早上一次与吡咯替尼同服），连续服用 14 天休息 7 天，每 21 天为一个周期。

（3）剂量下调梯度：400mg/d → 320mg/d → 240mg/d → 停药。

3. 漏服 不补服。

4. 常见及重点不良反应（表 16）

表 16 吡咯替尼的常见及重点不良反应

名称	总体 /%	3/4 级 /%	处置或备注
腹泻	96.9	15.4	①首次腹泻多发生于用药的 1~4 日，第 1 周期是 3 级腹泻高发期，约 50% 的首次 3 级腹泻发生于用药的第 2~15 日。腹泻通常持续 2~3 日。②3 级或 1~2 级伴有并发症（≥2 级的恶心或呕吐、发热、中性粒细胞减少、便血或脱水）：先暂停卡培他滨，如暂停卡培他滨后 3 天仍不能缓解，再暂停本品直至恢复至 ≤1 级，恢复给药时剂量下调规则：400mg/d → 320mg/d → 240mg/d → 停药。③4 级：永久停药

续表

名称	总体 /%	3/4 级 /%	处置或备注
手足综合征	78.5	24.6	①2 级：先暂停卡培他滨，如暂停卡培他滨后 14 天仍不能缓解，再暂停吡咯替尼，直至恢复至 ≤1 级。恢复给药时剂量下调规则：400mg/d→320mg/d→240mg/d→停药。②3 级：先暂停卡培他滨，如暂停卡培他滨后 14 天仍不能缓解，再暂停吡咯替尼，直至恢复至 ≤1 级，如 14 天仍不能恢复则永久停用。恢复给药时剂量下调规则：320mg/d→240mg/d→停药。③出现重度进展性大疱样皮疹或黏膜病灶：永久停用
GPT 升高	32.3	1.5	发生于服药后数日或者数个月，平均为用药后第 41 日（8~335 日）。①≥3 级：GPT 或 GOT 升高（>5×ULN）伴总胆红素 ≤2×ULN：暂停本品，直至恢复至 ≤1 级，暂停后恢复使用，剂量下调规则：400mg/d→320mg/d→240mg/d→停药。②≥2 级：GPT 或 GOT 升高（>3×ULN）伴总胆红素升高 >2×ULN：永久停用
GOT 升高	29.2	3.1	
胆红素升高	32.3	0	
左室射血分数（LVEF）下降	—	—	LVEF 低于健康人群低限，或出现 ≥2 级（至少较基线下降 10%~19%）的 LVEF 下降且合并相关的症状：暂停本品，直至 LVEF 恢复至正常范围内，且较基线下降 <10%，相关症状恢复，恢复给药后剂量下调规则：320mg/d→240mg/d→停药
中性粒细胞减少	40.0	7.7	治疗前应检查血常规，治疗期间应定期监测血常规
血红蛋白数降低	32.3	4.6	

其他需要关注的 ADR：呕吐恶心、口腔黏膜炎、食欲下降、低钾血症

注：ADR 发生率数据来自 Ⅱ 期和 Ⅲ 期临床试验，ADR 分级依照 CTCAE v4.0。

5. 药物相互作用（表 17）

表 17 吡咯替尼的药物相互作用

相互作用药物	相互作用机制	处置方案
CYP3A4 诱导剂 CYP3A4 强抑制剂	本品主要经 CYP3A4 代谢，改变 CYP3A4 活性可影响本品暴露	谨慎合用，密切监测不良反应
经 CYP2C19 代谢的治疗窗窄的药物	本品可抑制 CYP2C19，可能增加此类药物暴露	谨慎合用
P- 糖蛋白抑制剂	本品可能是 P- 糖蛋白的底物，P- 糖蛋白抑制剂可能增加本品暴露	未提及

【特殊人群用药】

1. 老年人 临床经验有限，暂无推荐。

2. 儿童 无临床资料。

3. 孕妇 使用本品过程中和治疗结束后 8 周避免妊娠。妊娠期间，仅在对母亲的潜在益处大于风险时才可以使用本品。

4. 哺乳期妇女 无临床资料，建议用药期间停止哺乳。

5. 肝、肾功能异常患者

（1）中、重度肝功能异常患者不推荐使用，轻度肝功能异常患者慎用，根据临床情况和实验室指标决定。

（2）肾功能不全患者慎用。

（朱志翔）

【参考资料】

吡咯替尼说明书（2018 年 08 月 12 日修订）。

拉帕替尼 Lapatinib

【简介】

1. 基本信息

商品名：泰立沙、Tykerb。

性状：黄色薄膜衣片，一侧平面，另一侧刻有凹陷"GS XJG"刻痕。

规格：250mg。

保存：30℃以下保存。

辅料：硬脂酸镁、微晶纤维素、聚维酮、羧甲淀粉钠（A 型）、FD&C 黄色 6 号、羟丙甲纤维素、聚乙二醇、聚山梨酯 80 和二氧化钛。

2. 适应证　本品用于联合卡培他滨治疗 HER2 过度表达且既往接受过包括蒽环类、紫杉醇、曲妥珠单抗治疗的晚期或转移性乳腺癌。

3. 作用机制　本品是 4- 苯胺喹唑啉类受体酪氨酸激酶抑制剂，抑制表皮生长因子受体（ErbB1）和人表皮因子受体 2（ErbB2）。

4. 药动学参数

（1）吸收：口服 4 小时达峰。与食物同服增加暴露。

（2）分布：连续给药 6~7 日达到稳态，与白蛋白和 α_1- 酸性糖蛋白结合 >99%。

（3）代谢：主要由肝脏 CYP3A4、CYP3A5 代谢，小部分经 CYP2C19 和 CYP2C8 代谢。

（4）排泄：肾脏排泄极微量。重复给药半衰期 24 小时。

【药学监护】

1. 注意事项

（1）对有活动性出血，溃疡，肠穿孔，肠梗阻，大手术后 30 天内，药物不可控制的高血压，Ⅲ~Ⅳ级心功能不全（NYHA 标准），重度肝、肾功能不全（4 级）患者应禁用。

（2）用药前需要纠正低钾血症或低镁血症。

（3）用药前建立 LVEF、肝功能基线并定期监测。

2. 服药方法

（1）与卡培他滨联用时，21 日为一个周期。本品 1 250mg q.d.，第 1~21 日服用。卡培他滨 2 000mg/d，q12h.，第 1~14 日服用。

（2）本品餐前至少 1 小时或者餐后至少 1 小时服用。卡培他滨与食物同服，或者餐后 0.5 小时内服用。用 Ora–Plus：Ora–Sweet（1：1）作为溶剂溶解本品后，在 22~25℃，28 日内本品保持稳定，但此溶液会黏附在容器壁。目前未查及关于本品溶解后服用的药动学资料。

（3）剂量调整方案：ADR≥2级（CTCAE）时停药，直至ADR恢复至≤1级时，以1 250mg q.d.恢复治疗。如果再次发生ADR，应将本品剂量减至1 000mg q.d.。

3. 漏服　不补服。

4. 常见及重点不良反应（表18）

表 18　拉帕替尼的常见及重点不良反应

名称	总体 /%	3/4 级 /%	处置或备注
LVEF 降低	1~10	—	①≥2 级，停药，如 LVEF 恢复正常且患者无症状，可在停药至少 2 周后减量至 1 000mg/d。 ②常发生于开始治疗的 12 周内
腹泻	>10	—	①减量条件：3 级腹泻或 1/2 级腹泻并伴并发症（中至重度腹部痉挛、2 级以上恶心呕吐、体能状况恶化、发热、败血症、中性粒细胞减少、大便鲜血或脱水）。 ②剂量调整梯度：1 500mg → 1 250mg → 1 000mg → 750mg。 ③常发生于开始治疗的 6 日内
皮疹（包括HFS）	>10	—	处置参见"服药方法"
ILD	0.1~1	—	停药
肝毒性	0.1~1	—	治疗过程中出现严重肝毒性应永久停药
其他需要关注的 ADR：畏食、疲乏、甲沟炎			

注：ADR 发生率数据来自临床试验 EGF100151、EGF109491、EGF104900、EGF104535、EGF30001 和 EGF30008。ADR 分级依照 v3.0。

5. 药物相互作用（表19）

表 19　拉帕替尼的药物相互作用

相互作用药物	相互作用机制	处置方案
CYP3A4 强抑制剂	本品主要经 CYP3A4 代谢，改变 CYP3A4 活性均可影响本品暴露	避免合用。如果必须合用，可考虑 500mg q.d.。如果停用强抑制剂，本品调回指定剂量前应有 1 周清洗期

续表

相互作用药物	相互作用机制	处置方案
CYP3A4 强诱导剂	—	避免合用。如果合用,可考虑逐渐增加剂量至 4 500mg q.d.。如果停用强诱导剂,应在超过 2 周时间内逐渐降至指定剂量
质子泵抑制剂	平均降低本品暴露 27%	慎用
治疗窗窄的 CYP3A4、CYP2C8、BCRP 和 P-gp 底物	本品抑制 CYP3A4、CYP2C8 和 P-gp	慎用
紫杉醇	增加紫杉醇暴露 23%	慎用
伊立替康	增加伊立替康活性代谢物 AUC 40%	慎用
地高辛	增加口服地高辛 AUC 98%	慎用

【特殊人群用药】

1. 老年人　无须调整剂量。

2. 儿童　缺乏资料,不推荐使用。

3. 育龄妇女及其配偶　缺乏资料,不推荐使用。育龄妇女接受本品时应采取避孕措施。

4. 哺乳期妇女　用药期间停止哺乳。

5. 肝、肾功能异常患者

（1）轻、中度肝功能不全患者慎用,重度肝功能不全患者可减量至 750mg/d 并密切监测不良反应。

（2）临床资料有限,因为 <2% 的药物经过肾清除,肾功能异常患者可能不需要调整剂量。

（朱志翔）

【参考资料】

［1］拉帕替尼说明书（2018 年 01 月 14 日修订）。

［2］美国 FDA Tykerb Label（2018 年 12 月修订）。

［3］LI Q, LIU Z, KOLLI S, et al.Stability of extemporaneous erlotinib, lapatinib, and imatinib oral suspensions.Am J Health Syst Pharm, 2016, 73（17）: 1331-1337.

主要作用于间变性淋巴瘤激酶的药物

克唑替尼 Crizotinib

【简介】

1. 基本信息

商品名：赛可瑞、Xalkori。

性状：胶囊剂，内容物为白色至淡黄色粉末。

规格：200mg、250mg。

保存：30℃以下保存。

辅料：二氧化硅、微晶纤维素、无水磷酸氢钙、羧甲淀粉钠和硬脂酸镁。

2. 适应证

（1）用于间变性淋巴瘤激酶（ALK）阳性的局部晚期或转移性非小细胞肺癌（NSCLC）患者的治疗。

（2）用于 ROS1 阳性的晚期非小细胞肺癌（NSCLC）患者的治疗。

3. 作用机制

本品是一种受体酪氨酸激酶抑制剂，在肿瘤细胞株中对 ALK、ROS1 和 c-Met 在细胞水平检测的磷酸化具有浓度依赖性抑制作用，对表达棘皮动物微管相关类蛋白 4（EML4）或核仁磷酸蛋白（NPM）-ALK 融合蛋白或 c-Met 的异种移植荷瘤小鼠具有抗肿瘤活性。

4. 药动学参数

（1）吸收：口服 4~6 小时达峰值，进食不影响吸收。服药 15 天内可达到稳态血药浓度，蓄积比 4.8。本品的平均绝对生物利用度为 43%（32%~66%）。

（2）分布：几何平均分布容积（V_{ss}）为 1 772L。血浆蛋白结合率为 91%，本品血液－血浆浓度比约为 1。

（3）代谢：主要代谢酶为 CYP3A4/5，本品为 P-糖蛋白（P-gp）的底物。

（4）排泄：表观终末半衰期为 42 小时，给药量的 63%（53% 原型）和 22%（2.3% 原型）分别经粪便和尿液排泄。

【药学监护】

1. 注意事项

（1）用药前需监测 *ALK* 或 *ROS1* 基因突变状态。

（2）先天性长 Q-T 间期综合征患者应禁用。

（3）建立肝功能、肾功能、Q-T 间期基线并定期复查。

（4）本品与其他已知可引起心动过缓的药物合用时应谨慎。有胃肠道穿孔风险患者慎用。

2. 服药方法

（1）剂量：250mg b.i.d.，以温开水送服。应整粒吞服胶囊，不应打开、破坏胶囊。本品与食物同服或不同服均可。

（2）剂量调整原则，出现 ≥3 级（CTCAE v4.0）不良反应时需调整剂量，调整梯度为：250mg b.i.d. → 200 mg b.i.d. → 250mg q.d. →停药。

3. 漏服　尽快补服，如距下次服药时间 <6 小时，不再补服。服药后呕吐，不再补服。

4. 常见及重点不良反应（表 20）

表 20　克唑替尼的常见及重点不良反应

名称	总体 /%	3/4 级 /%	处置或备注
视觉异常	56~71	0~1	①新发 4 级视力丧失，停药并进行眼科检查。②视觉异常一般发生于开始用药第 1 周内
肝毒性	61~81	5~17	①GOT 或 GPT>5×ULN 且总胆红素≤1.5×ULN：停药直至恢复至基线水平或者≤3×ULN，降低一个剂量梯度恢复给药。②GOT 或 GPT>3×ULN 且总胆红素升高>1.5×ULN（未出现胆汁淤积或溶血）：永久停药。③≥2 级转氨酶升高中位发生时间 23 日，≥3 级转氨酶升高中位发生时间 43 日

续表

名称	总体 /%	3/4 级 /%	处置或备注
胃肠道毒性	43~57	0~1	恶心、呕吐多发生在治疗的前 3 周内，腹泻、便秘常发生于治疗初期的第 2~3 周内
Q-T 间期延长	6	1~2	①≥2 次独立 Q-Tc>500ms：停药直至 Q-Tc<481ms 后降低一个剂量梯度继续给药。②Q-Tc>500ms 或与基线比≥60ms，且伴有尖端扭转型室速、多形性室性心动过速或严重心律失常的症状 / 体征：永久停药。③密切监测电解质
心动过缓	14	1~2	①不危及生命的心动过缓：停药，直至心率≥60 次 /min 或恢复为无症状心动过缓。如有引起心动过缓的合并药物并已经调整合并药物剂量，恢复本品用药时本品剂量不用调整。如无导致心动过缓的合并药物，或无法调整合并药物剂量，需下调本品剂量。②危及生命的心动过缓：如没有引起心动过缓的合并药，则永久停药。如果有引起心动过缓的合并药物，并已经调整合并药物剂量，停药，直至≥60 次 /min 或恢复为无症状心动过缓后，250mg q.d. 恢复给药并密切监测，如再次出现危及生命的心动过缓，则永久停药
ANC 减少	49~62	12~17	①3 级：暂停给药直至恢复至≤2 级，同一剂量继续给药。②4 级：停药直至恢复至≤2 级，降低一个剂量梯度继续给药。③中位发生时间为用药后的第 85~89 天
间质性肺疾病	2.9	1.5	①永久停药。②常见于开始用药 3 个月内
其他需要关注的 ADR：感觉神经病变、味觉障碍、肾功能异常			

注：ADR 发生率数据来自临床试验 A8081014、A8081007 和 A8081029，ADR 分级依照 CTCAE v4.0。

5. 药物相互作用（表 21）

表 21　克唑替尼的药物相互作用

相互作用药物	相互作用机制	处置方案
CYP3A4 强抑制剂	本品主要经 CYP3A4 代谢，改变 CYP3A4 活性可影响本品代谢	建议选择可替代的对 CYP3A4 影响小药物。如必须合用，考虑减少剂量至 250mg q.d.
CYP3A4 强诱导剂		建议选择可替代的对 CYP3A4 影响小药物
治疗指数较窄的 CYP3A 底物	本品抑制 CYP3A4	避免合用，或考虑降低此类药物剂量
可延长 Q-Tc 间期的药物	本品可延长 Q-Tc 间期	避免合用
可引起心动过缓的药物	本品可能导致心动过缓	避免合用，定期监测

【特殊人群用药】

1. 老年人　无须调整剂量。

2. 儿童　缺乏资料，不推荐使用。

3. 育龄妇女及其配偶　在本品治疗期间及末次给药后，女性至少 45 天内充分避孕，男性至少 90 天内充分避孕。

4. 哺乳期妇女　本品治疗期间及末次给药后 45 天内禁止哺乳。

5. 肝、肾功能异常患者

（1）轻度肝功能不全[GOT>ULN 且总胆红素≤ULN，或者总胆红素为（1~1.5）×ULN]的患者无须调整剂量。中度肝功能不全[总胆红素为（1.5~3）×ULN]的患者，本品起始剂量推荐减为 200mg b.i.d.。重度肝功能不全（总胆红素 >3×ULN）患者，本品起始剂量推荐减为 250mg q.d.。

（2）轻度（CrCl 60~89ml/min）、中度（CrCl 30~59ml/min）肾功能不全患者无须调整剂量。无须透析的严重肾功能不全（CrCl<30ml/min）患者，推荐剂量为 250 mg q.d.。

（杨　珺）

【参考资料】

［1］赛可瑞说明书（2019 年 08 月 02 日修订）。

［2］美国 FDA Xalkori Label（2019 年 06 月修订）。

阿来替尼 Alectinib

【简介】

1. 基本信息

商品名：安圣莎、Alecensa。

性状：白色硬胶囊，胶囊帽上有黑墨印字 "ALE"，胶囊体上有黑墨印字 "150mg"。

规格：150mg。

保存：30℃以下密闭储存，避光，防止受潮。

辅料：乳糖一水合物、羟丙纤维素、十二烷基硫酸钠、硬脂酸镁和羧甲基纤维素钙。胶囊壳中含有羟丙甲纤维素、卡拉胶、氯化钾、二氧化钛、玉米淀粉和巴西棕榈蜡。印墨中含有氧化铁红（E172）、氧化铁黄（E172）、FD&C 蓝色 2 号铝色淀（E132）、巴西棕榈蜡、白虫胶、单油酸甘油酯、正丁醇和无水乙醇。

2. 适应证　单药适用于间变性淋巴瘤激酶（ALK）阳性的局部晚期或转移性非小细胞肺癌患者的治疗。

3. 作用机制　本品是一种具有高度选择性的强效 ALK 和 RET 酪氨酸激酶抑制剂。本品及其主要代谢产物（M4）可抑制 ALK 酶的突变型，包括导致克唑替尼耐药的突变型，诱导肿瘤细胞凋亡。

4. 药动学参数

（1）吸收：餐后口服 4~6 小时达峰。b.i.d. 给药 7 日达稳态，几何平均蓄积比 5.6。餐后服用 300~900mg，本品暴露与剂量成比例关系。绝对生物利用度 36.9%。高脂、高热量饮食相对于空腹可增加 3 倍暴露量。

（2）分布：表观分布容积 475L，蛋白结合率 >99%。本品可透过大鼠血脑屏障。

（3）代谢：本品及其主要活性代谢产物 M4 主要由 CYP3A4 代谢。

（4）排泄：97.8% 经粪便排泄,0.46% 经尿液排泄。本品消除半衰期为 32.5 小时,主要活性代谢产物 M4 消除半衰期为 30.7 小时。

【药学监护】

1. 注意事项

（1）用药前需要进行基因检测,评估 *ALK* 基因突变情况。

（2）给药前建立肝功能、肌酐和肌酸激酶（CK）基线。治疗前 3 个月内每 2 周监测肝功能,前 1 个月每 2 周监测 CK,之后定期监测。

2. 服药方法

（1）600mg b.i.d.,随餐服用。本品需整粒吞服,不应打开或溶解后服用。

（2）根据耐受性以 150mg 幅度下调剂量,如对 300mg b.i.d. 仍不可耐受,则永久停药。

3. 漏服 立即补服,如距下一次服药时间 <6 小时则不再补服。服药后发生呕吐不再补服。

4. 常见及重点不良反应（表 22）

表 22 阿来替尼的常见及重点不良反应

名称	总体 /%	3/4 级 /%	处置或备注 （减量规则参照"服药方法"）
肌痛	31	1.2	①发生 3 级 CK 升高中位时间为用药后 14~27.5 日。 ②CK>5×ULN,停药,直到恢复至基线水平或 ≤2.5×ULN,然后以暂停前的剂量恢复给药
CK 增高	13	3.6	③CK>10×ULN,或第 2 次发生 CK 升高 >5×ULN 者,停药,直到恢复至基线水平或者 ≤2.5×ULN,减量继续治疗

续表

名称	总体 /%	3/4 级 /%	处置或备注 （减量规则参照"服药方法"）
胆红素升高	21	3.3	①肝毒性常发生于用药后约 3 个月内。 ②≥3 级（或）GOT/GPT 升高（>5×ULN）伴总胆红素≤2×ULN：停药，待恢复至基线水平或≤1 级（≤3×ULN），减量继续治疗。
转氨酶升高	16	5.3	③≥2 级 GOT/GPT 升高（>3×ULN）伴总胆红素升高>2×ULN（未发生胆汁淤积或溶血）：永久停药。 ④总胆红素升高>3×ULN：停药，待恢复至基线或≤1.5×ULN，减量继续治疗
血肌酐升高	7.9	1.3	①3 级：停药直至血肌酐≤1.5×ULN 后，减量继续治疗 ②4 级：永久停药
光敏反应	12	0.7	服用本品时及治疗停止后至少 7 天内，避免长时间阳光曝晒，使用防紫外线 A（UVA）/紫外线 B（UVB）的广谱 SPF≥50 的防晒霜
间质性肺疾病	1.3	0.4	立即停药，如无其他病因则永久停药
心动过缓	11	0	①2 级或 3 级：调整导致心动过缓的合并用药剂量，心动过缓恢复至≤1 级（无症状）或心率≥60 次 /min 后，以暂停前的剂量恢复本品给药。如果没有导致心动过缓的合并用药，或者不能停用或调整此类合并用药的剂量，则在患者心动过缓恢复至≤1 级（无症状）或心率≥60 次 /min 后，减量继续治疗。 ②4 级：调整导致心动过缓的合并用药剂量，心动过缓恢复至≤1 级（无症状）或心率≥60 次 /min 后，减量继续治疗并密切监测。如果心动过缓复发，则永久停药。如果没有导致心动过缓的合并用药，永久停药
急性肾损害	2.6	2.6	①3 级肾功能受损，暂停给药，直至血清肌酐恢复至≤1.5ULN，减量治疗。≥3 级肾功能不全中位发生时间为 3.7 个月。 ②4 级肾功能受损，永久停药

续表

名称	总体 /%	3/4 级 /%	处置或备注 （减量规则参照"服药方法"）
胃肠道反应	13~36	0~1.2	如便秘、恶心、腹泻和呕吐，常发生用药后约 1 个月内
其他需要关注的 ADR：便秘、水肿、恶心、贫血、皮疹			

注：ADR 发生率数据来自临床试验 NP28761、NP28673 和 BO28984，ADR 分级依照 CTCAE v4.0 或 v4.03。

5. 药物相互作用（表 23）

表 23　阿来替尼的药物相互作用

相互作用药物	相互作用机制	处置方案
治疗指数较窄的 P-gp 或 BCRP 的底物	本品抑制 P-gp 或 BCRP	对 P-gp 或 BCRP 底物进行适当监测

【特殊人群用药】

1. 老年人　无须调整剂量。

2. 儿童　缺乏资料。

3. 育龄妇女及其配偶　在治疗期间和末次给药后至少 3 个月充分避孕。

4. 哺乳期妇女　缺乏资料，建议用药期间停止哺乳。

5. 肝、肾功能异常患者

（1）轻度（Child-Pugh A 级）和中度（Child-Pugh B 级）肝功能不全患者无须调整剂量，重度（Child-Pugh C 级）肝功能不全患者剂量调整为 450mg b.i.d.。

（2）肾功能异常患者无须调整剂量。

（朱志翔）

【参考资料】

［1］安圣莎说明书（2019 年 03 月 27 日修订）。

［2］美国 FDA Alecensa Label（2018 年 06 月修订）。

塞瑞替尼 Ceritinib

【简介】

1. 基本信息

商品名:赞可达、Zykadia。

性状:白色至类白色粉末。

规格:150mg。

保存:储存温度不得高于25℃,在原始包装内存放。

辅料:微晶纤维素、低取代羟丙纤维素、羧甲淀粉钠、硬脂酸镁和胶体二氧化硅。

2. 适应证

(1)用于此前接受过克唑替尼治疗后进展的或者对克唑替尼不耐受的间变性淋巴瘤激酶(ALK)阳性的局部晚期或转移性非小细胞肺癌(NSCLC)患者(国内说明书)。

(2)用于ALK阳性的转移性非小细胞肺癌(NSCLC)患者(FDA说明书)。

3. 作用机制　
本品是激酶抑制剂,可以抑制的靶点包括ALK、胰岛素样生长因子1受体(IGF-1R)、胰岛素受体(InsR)和ROS1。本品抑制ALK自身磷酸化、ALK介导的下游信号蛋白STAT3的磷酸化以及ALK依赖的癌细胞的增殖。本品对克唑替尼耐药的EML4-ALK阳性非小细胞肺癌有效。

4. 药动学参数

(1)吸收:口服达峰时间为4~6小时,AUC及C_{max}在50~750mg与剂量呈正比。高脂肪餐(约含1 000cal及58g脂肪)可使本品的AUC及C_{max}分别升高73%及41%,低脂肪餐可使本品的AUC及C_{max}分别升高58%及43%。

(2)分布:蛋白结合率为97%。750mg空腹单次给药后的表观分布容积(V_d/F)为4 230L。大鼠实验中脑/血液浓度(AUC_{inf})比约为0.15。本品红细胞分布略多,体外平均血液/血浆浓度比为1.35。

(3)代谢:主要经CYP3A酶代谢。本品是P-糖蛋白

（P-gp）底物。

（4）排泄：终末半衰期（$t_{1/2}$）为 31~41 小时，91% 经粪便排泄（68% 为原型），1.3% 经尿液排泄。

【药学监护】

1. 注意事项

（1）用药前需要进行 *ALK* 突变检测，确认为 *ALK* 突变阳性的 NSCLC 患者方可接受本品治疗。

（2）患者开始治疗前应进行肝功能检测，之后每个月检测一次。

（3）先天性长 Q-T 间期综合征患者应尽可能避免使用本品。

2. 服药方法

（1）450mg q.d.，与食物同服，每日服药时间应相同。患者应用水将胶囊整粒吞下，不可咀嚼或压碎。

（2）剂量调整原则：不可耐受时以 150mg 幅度下调剂量，直至停药。

3. 漏服 距下次计划给药时间≥12 小时可补服，否则不补服。服药后呕吐不补服。

4. 常见及重点不良反应（表 24）

表 24　塞瑞替尼的常见及重点不良反应

名称	总体 /%	3/4 级 /%	处置或备注
腹泻	82.1	5.2	暂停本品治疗直到上述反应改善为止，然后降低 150mg 剂量重新开始本品治疗
恶心	74.7	5.3	
呕吐	63.2	5.6	
肝损害	60.5	37.5	①GOT 或 GPT>5×ULN 且总胆红素≤2×ULN，停药，直至 GOT/GPT 恢复到基线或≤3×ULN，然后剂量减少 150mg 后恢复。②GOT 或 GPT>3×ULN，且同时总胆红素升高 >2×ULN（未出现胆汁淤积或溶血）者，永久停药
间质性肺疾病 / 非感染性肺炎	2.1	1.2	永久停药

续表

名称	总体 /%	3/4 级 /%	处置或备注
Q-T 间期延长	9.7	2.1	①Q-Tc>500ms：停药直至恢复至基线水平或 Q-Tc<481ms，必要时检查并纠正电解质紊乱，然后恢复治疗，剂量减少 150mg。②Q-Tc>500ms 或与基线相比的变化 >60ms，并伴有尖端扭转型室性心动过速、多形性室性心动过速或严重心律失常的症状或体征：永久停药
心动过缓	2.3	0	①心率 <60 次 /min 但不危及生命：停药直至心动过缓≤1 级或心率≥60 次 /min。如是合并用药引起，调整合并用药后可恢复本品的原剂量继续治疗。如无法归因于合并用药，或无法调整合并用药的，需降低 150mg 剂量，重新开始本品治疗。②危及生命者：如果无法确认引起心动过缓的合并用药，则永久停用本品。如确认并停用或调整了导致心动过缓的合并用药剂量，当患者的心动过缓症状消失或心率恢复至≥60 次 /min，重新按低于暂停前剂量 150mg 的剂量恢复本品治疗，并进行密切监测，如再次复发则永久停药
高血糖	9.4	5.4	①给予适当的降糖治疗后仍有持续的高血糖（>13.89mmol/L）：停药，直至血糖得到充分控制，然后降低 150mg 恢复本品治疗。②如给予适当降糖治疗后仍无法将血糖控制在理想的水平，则永久停药

续表

名称	总体/%	3/4级/%	处置或备注
胰腺炎	0.5	0.5	脂肪酶和淀粉酶>2×ULN:停药,直至脂肪酶或淀粉酶水平<1.5×ULN,降低150mg剂量恢复本品治疗
其他常见不良反应:贫血、疲劳、腹痛、食欲下降、体重减轻、便秘、血肌酐升高、皮疹和食管疾病			

注:ADR 发生率数据来自临床试验 NP28761、NP28673 和 BO28984,ADR 分级依照 CTCAE v4.0 或 v4.03。

5. 药物相互作用(表25)

表 25　塞瑞替尼的药物相互作用

相互作用药物	相互作用机制	处置方案
CYP3A 强抑制剂	本品经 CYP3A 代谢,CYP3A 强抑制剂可增加本品血浆浓度	避免合用;如必须合用,将本品剂量减少 1/3,取近似为 150mg 倍数的剂量
P-gp 抑制剂	本品是 P-gp 的底物。联合使用可使本品暴露增加	慎用,监测不良反应
CYP3A 强诱导剂	降低本品血药浓度	避免使用
P-gp 诱导剂	降低本品血药浓度	慎用
窄治疗指数的 CYP3A 底物及 CYP2C9 底物	本品可竞争性抑制 CYP3A 和 CYP2C9	避免合用。或监测不良反应,考虑降低此类药物剂量
CYP2A6 和 CYP2E1 底物	本品可抑制 CYP2A6 和 CYP2E1	慎用,监测不良反应
可能导致 Q-T 间期延长的药物	本品可导致 Q-T 间期延长	监测 Q-T 间期

【特殊人群用药】

1. 老年人　65~85 岁患者无须调整剂量,>85 岁患者数据缺乏。

2. 儿童　缺乏资料。

3. 育龄妇女及其配偶　基于动物实验数据,妊娠期间避免使用。育龄妇女在服用本品期间直至终止治疗后 6 个月应充分避孕。

4. 哺乳期妇女　无人类临床资料,建议用药期间停止哺乳。

5. 肝、肾功能异常患者

（1）对重度肝功能不全（Child-Pugh C）患者,应将本品的剂量下调约 1/3,取最接近 150mg 的倍数。轻度（Child-Pugh A）或中度（Child-Pugh B）肝功能不全患者无须调整剂量。

（2）轻、中度肾功能不全患者无须调整剂量,严重肾功能不全患者慎用。

（朱志翔）

【参考资料】

［1］赞可达说明书（2019 年 02 月 22 日修订）。

［2］美国 FDA Zykadia Label（2019 年 03 月修订）。

主要作用于血管内皮细胞生长因子受体的药物

阿帕替尼 Apatinib

【简介】

1. 基本信息

商品名:艾坦。

性状:薄膜衣片,除去包衣后显白色或类白色。

规格:0.25g、0.375g 和 0.425g。

保存:避光,密封,25℃以下保存。

辅料:无资料。

2. 适应证 本品单药适用于既往至少接受过 2 种系统化疗后进展或复发的晚期胃腺癌或胃食管结合部腺癌患者。

3. 作用机制 本品为一种小分子血管内皮细胞生长因子受体 2(VEGFR-2)酪氨酸激酶抑制剂,可抑制肿瘤血管生成。

4. 药动学参数

(1)吸收:口服达峰时间为 1.7~2.3 小时(健康受试者),3.9~5.1 小时(实体瘤患者)。食物不影响本品暴露,胃部手术可能会影响本品的吸收。连续给药无蓄积。每日单次给药,本品暴露水平随剂量增加而增加,但随着给药剂量增加,暴露水平增加比例变小。

(2)分布:表观分布容积 929~2 165L,血药浓度 200ng/ml 时蛋白结合率 >86%。

(3)代谢:主要由 CYP3A4 代谢,其次经 CYP2D6,CYP2C9 和 CYP2E1 代谢。主要代谢部位为肝。代谢物无明显活性。

(4)排泄:消除半衰期 7.9~9.4 小时,69.8%(59% 为原型)

经粪便排泄,7.02%(无原型药物)经尿液排泄。

【药学监护】

1. 注意事项

(1)对有活动性出血,溃疡,肠穿孔,肠梗阻,大手术后30天内,药物不可控制的高血压,Ⅲ~Ⅳ级心功能不全(NYHA标准),重度肝、肾功能不全患者应禁用。

(2)对肾功能不全、伴有自身免疫性疾病、糖尿病、高血压的患者,以及合并使用潜在肾损害药物的患者,密切监测尿常规和尿蛋白。在用药的最初2个月内应定期监测(例如每2周检查1次尿常规),之后每4周检查1次。

(3)建议手术前及手术后的30天内暂时停止服用本品。

2. 服药方法

(1)说明书推荐剂量为850mg q.d.。临床实践中,初始可能会从小剂量开始,例如250mg或者500mg,每日1次,用药1~2周后评估疗效和不良反应情况,决定后续给药方案。

(2)口服,餐后半小时服用,每日服药时间应尽可能相同,以温开水送服。

(3)剂量调整原则(表26)

表26 阿帕替尼的剂量调整原则

分类	ADR分级	剂量调整	剂量调整梯度
血液学不良反应	3级	停药,恢复至≤2级后,以原剂量恢复治疗。如停药2周ADR仍不缓解或恢复治疗后再次出现≥3级不良反应,下调一个剂量梯度	850mg q.d.→750mg q.d.→500mg q.d.→永久停药
	4级	停药,恢复至≤2级后,下调一个剂量梯度	
非血液学不良反应	3级	停药,恢复至≤2级后,以原剂量恢复治疗。如停药2周ADR仍不缓解或再次出现≥3级不良反应,下调一个剂量梯度	
	4级	停药,恢复至≤2级后,下调一个剂量梯度	

注:ADR分级参照CTCAE v4.0。

3. 漏服 不补服。

4. 常见及重点不良反应（表 27）

表 27 阿帕替尼的常见及重点不良反应

名称	总体 /%	3/4 级 /%	处置或备注（参考"服药方法"）
WBC ↓	37.2	1.35	参见"服药方法"
ANC ↓	32.7	4.93	
PLT ↓	23.3	3.14	
高血压	36.32	5.38	①抗高血压治疗。②常发生于开始治疗 2 周后。高血压危象永久停药
蛋白尿	40.36	2.69	常发生于开始治疗 3 周后
手足综合征	27.35	7.62	常发生于开始治疗 3 周后
心脏毒性	2.84	—	出现Ⅲ~Ⅳ级心功能不全或者左室射血分数 <50%，建议停药
肝损害			常发生于开始治疗 2 周后
出血	19.86	3.41	常发生于开始治疗 1 周后
①发生下列 ADR 应永久停药：胃肠道穿孔,需要临床处理的伤口裂开、瘘、重度出血、肾病综合征或高血压危象。②其他需要关注的 ADR：乏力、声音嘶哑			

注：ADR 发生率数据来自Ⅱ期和Ⅲ期临床试验, ADR 分级依照 CTCAE v3.0。

5. 药物相互作用（表 28）

表 28 阿帕替尼的药物相互作用

相互作用药物	相互作用机制	处置方案
CYP3A4 强抑制剂	本品主要经 CYP3A4 代谢,改变 CYP3A4 活性可影响本品暴露	建议选择可替代的对 CYP3A4 影响小的药物。如必须合用,根据 ADR 情况调整剂量
CYP3A4 强诱导剂		
经 CYP3A4 和 CYP2C9 代谢的药物	本品抑制 CYP3A4 和 CYP2C9,增加此类药物暴露	慎用
可能延长 Q-Tc 间期的药物	本品可能延长 Q-Tc 间期	慎用,密切监测 Q-Tc 间期

【特殊人群用药】

1. 老年人　>70 岁者慎用。

2. 儿童　缺乏资料,不推荐使用。

3. 育龄妇女及其配偶　使用本品中和治疗结束后 8 周内充分避孕。

4. 哺乳期妇女　缺乏资料,建议用药期间停止哺乳。

5. 肝、肾功能异常患者

（1）重度肝功能不全患者禁用,其他级别肝功能不全患者慎用。

（2）重度肾功能不全患者禁用,其他级别肾功能不全患者慎用。

（朱志翔）

【参考资料】

艾坦说明书（2020 年 01 月 21 日修订）。

阿昔替尼 Axitinib

【简介】

1. 基本信息

商品名:英立达、Inlyta。

性状:1mg 片剂,红色椭圆形薄膜衣片;5mg 片剂,红色三角形薄膜衣片。

规格:1mg、5mg。

保存:30℃以下保存。

辅料:微晶纤维素、交联羧甲基纤维素钠和硬脂酸镁。包衣为欧巴代Ⅱ,含有乳糖一水合物、羟丙甲纤维素 2910、二氧化钛、三乙酸甘油酯和氧化铁红。

2. 适应证　阿昔替尼用于既往接受过一种酪氨酸激酶抑制剂或细胞因子治疗失败的进展期肾癌（RCC）的成人患者。

3. 作用机制　本品抑制酪氨酸激酶受体,包括血管内皮细胞生长因子受体(VEGFR-1、VEGFR-2 和 VEGFR-3)。这些受体与病理性血管生成、肿瘤生长和癌症进展相关。

4. 药动学参数

(1)吸收:5mg 口服,绝对生物利用度 58%,中位达峰时间为 2.5~4.1 小时。5mg b.i.d. 给药导致本品 1.4 倍蓄积。1~20mg范围表现线性药动学。

(2)分布:本品人血浆蛋白结合率 >99%,优先与白蛋白结合,与 α_1- 酸性糖蛋白的结合率适中。清除率和表观分布容积的几何平均值(CV%)分别为 38L/h(80%)、160L(105%)。

(3)代谢:本品血浆半衰期为 2.5~6.1 小时。主要经肝CYP3A4/5 代谢,少量经 CYP1A2、CYP2C19、UGT1A1 代谢。

(4)排泄:口服剂量约 41% 经粪便排泄,23% 经尿液排泄。

【药学监护】

1. 注意事项

(1)开始本品治疗前建立下列指标基线并定期监测:血压、血红蛋白或血细胞比容、尿蛋白、肝功能、甲状腺功能、心功能。另外需要定期监测的症状或体征:胃肠穿孔或瘘管形成。如果中断给药,应监测接受抗高血压药物治疗的患者是否出现低血压。

(2)有动脉、静脉血栓栓塞事件风险或病史的患者,动脉瘤患者慎用本品。

(3)本品影响伤口愈合,择期手术前停药至少 1 周,重大手术后伤口充分愈合前(至少 2 周)需停药。本品含有乳糖,乳糖不耐受者慎用。

(4)不应在未经治疗的肿瘤脑转移患者或近期内出现活动性胃肠道出血患者中使用本品。

2. 服药方法

(1)起始口服 5mg q12h.,用一杯水送服。可与食物同服或空腹给药。

(2)满足下列条件可增加剂量:耐受本品至少 2 周连续治疗、未出现 2 级以上不良反应、血压正常、未接受降压治疗。

（3）调整剂量原则：①增加剂量，5mg b.i.d. → 7mg b.i.d. → 10mg b.i.d.；②减少剂量，5mg b.i.d. → 3mg b.i.d. → 2mg b.i.d.。

3. 漏服　呕吐或漏服一次剂量，不补服。

4. 常见及重点不良反应（表 29）

表 29　阿昔替尼的常见及重点不良反应

名称	总体 /%	3/4 级 /%	处置或备注
腹泻	55	11	①≤2 级：对症处理，即口服止泻药（如洛哌丁胺）和避免摄入增加胃肠道运动的食物及补充剂（如膳食纤维） ②≥3 级：需停药或减量
高血压	40	16	①按需给予标准抗高血压治疗，如抗高血压治疗效果不佳，考虑降低本品剂量。如仍然持续高血压，考虑停药。 ②中位发生时间：给药后 1 个月
手足综合征	27	5	—
GOT/GPT ↑	20~22	<1	—
甲状腺功能不全	19	—	对甲状腺功能减退或甲状腺功能亢进进行治疗
出血	16	1	如出血需要药物干预，停药
蛋白尿	5.5	1.5	出现中至重度蛋白尿时，减量或停药。出现肾病综合征，停药
心力衰竭	2	1	考虑永久停药
RPLS	0.3	—	停药
其他需要关注的 ADR：疲乏、食欲减退、恶心、发声困难、体重减轻、呕吐、乏力、便秘			

注：ADR 发生率数据来自临床试验 A4061032，ADR 分级依照 CTCAE v3.0；RPLS：reversible posterior leukoencephalopathy syndrome，即可逆性后部白质脑病综合征。

5. 药物相互作用（表 30）

表 30　阿昔替尼的药物相互作用

相互作用药物	相互作用机制	处置方案
CYP3A4/5 强抑制剂	本品主要经此酶代谢，改变 CYP3A4/5 活性会影响本品暴露	选择对 CYP3A4/5 影响小的合用药物。如必须合用，建议将本品剂量减半。合用药物停药后，经过 3~5 个半衰期再恢复本品剂量
CYP3A4/5 强诱导剂		选择对 CYP3A4/5 影响小的合用药物。如必须合用，建议逐渐增加本品剂量。合用药物停药后，立即恢复本品剂量
CYP1A2 和 CYP2C19 抑制剂	<10% 的本品经此酶代谢，但影响程度未知	慎用

【特殊人群用药】

1. 老年人　无须调整剂量。

2. 儿童　缺乏资料。

3. 育龄妇女及其配偶　治疗期间和末次给药后 1 周内充分避孕。

4. 哺乳期妇女　建议治疗期间和末次给药后 2 周内停止哺乳。

5. 肝、肾功能异常患者

（1）轻度肝功能不全（Child-Pugh A 级），无须调整起始剂量。中度肝功能不全（Child-Pugh B 级），起始剂量减半。重度肝功能不全（Child-Pugh C 级）患者使用数据缺乏，建议禁用。

（2）CrCl 15~89ml/min 的患者无须调整本品起始剂量，终末期肾病患者（CrCl<15ml/min）慎用。

（刘　敏）

【参考资料】

［1］英立达说明书（2020 年 01 月 23 日修订）。

［2］美国 FDA Inlyta Label（2020 年 01 月修订）。

安罗替尼 Anlotinib

【简介】

1. 基本信息

商品名:福可维。

性状:胶囊,内容物为白色或类白色粉末或颗粒。

规格:8mg、10mg 和 12mg。

保存:避光,密封,25℃以下保存。

辅料:无资料。

2. 适应证

(1)本品单药适用于既往至少接受过 2 种系统化疗后出现进展或复发的局部晚期或转移性非小细胞肺癌患者的治疗。对存在表皮生长因子受体(*EGFR*)基因突变或间变性淋巴瘤激酶(ALK)阳性的患者,在开始本品治疗前应接受相应的靶向药物治疗后进展,且至少接受过 2 种系统化疗后出现进展或复发。

(2)本品单药适用于腺泡状软组织肉瘤、透明细胞肉瘤以及既往至少接受过含蒽环类化疗方案治疗后进展或复发的其他晚期软组织肉瘤患者的治疗。

(3)本品单药适用于既往至少接受过 2 种化疗方案治疗后进展或复发的小细胞肺癌(SCLC)患者的治疗。

3. 作用机制

本品是一种多靶点的受体酪氨酸激酶(RTK)抑制剂,可抑制 VEGFR-1(IC_{50} 26.9nmol/L)、VEGFR-2(IC_{50} 0.2nmol/L)、VEGFR-3(IC_{50} 0.7nmol/L)、c-KIT(IC_{50} 14.8nmol/L)、PDGFR-β(IC_{50} 115nmol/L)的激酶活性,从而抑制肿瘤血管生成。

4. 药动学参数

(1)吸收:口服达峰时间 6~11 小时(实体瘤患者)。与高脂饮食同时服用,本品体内暴露量为空腹给药的 80%。10~16mg 剂量时,本品暴露与剂量呈正相关,但线性关系不确定。

(2)分布:表观分布容积 2 061~3 312L,血浆蛋白结合率

93%。

（3）代谢：主要由 CYP1A2 和 CYP3A4/5 代谢，其次经 CYP2B6、CYP2C8、CYP2C9、CYP2C19 和 CYP2D6 代谢；本品不是 P- 糖蛋白（P-gp）的底物。

（4）排泄：消除半衰期 95~116 小时，单次 12mg 给药 2 640 小时（约 110 日）后，给药量的 48.52% 经粪便排泄，13.52% 经尿液排泄。

【药学监护】

1. 注意事项

（1）中央型肺鳞癌或具有大咯血风险的患者，重度肝、肾功能不全患者，先天性长 Q-T 间期综合征患者，妊娠期及哺乳期妇女禁用。

（2）存在出血体征或病史、前 4 周内出现 ≥3 级出血事件、存在未愈合伤口、溃疡或骨折、6 个月内发生过动 / 静脉血栓事件（包括暂时性脑缺血发作）和肺栓塞、凝血功能异常者慎用。

（3）合用华法林的患者应每 1~2 周监测凝血酶原时间的改变、INR 值并注意临床出血迹象。

（4）建议在治疗开始前建立肝功能、Q-T 间期和心功能基线并定期监测。每 6 周检查尿常规。基础心功能异常患者每 6 周复查心功能。初次用药前检查甲状腺功能，基础甲状腺功能减退或亢进的患者在接受本品治疗之前应给予相应的标准治疗。

（5）本品可能导致伤口愈合缓慢，建议重大外科手术前后停药。

2. 服药方法

（1）12mg q.d.，早餐前口服。连续服药 2 周，停药 1 周，即 3 周（21 天）为一个疗程。

（2）剂量调整原则（表 31）

表 31 安罗替尼的剂量调整原则

分类	ADR 分级	剂量调整	剂量调整梯度
非出血	3 级	停药,恢复至 <2 级后,下调一个剂量梯度。如 2 周后仍未恢复,则考虑永久停药	10mg q.d. → 8mg q.d. → 永久停药
	4 级		
出血	2 级	停药;2 周内能恢复至 <2 级时,下调一个剂量梯度;如再次出现,则考虑永久停药	
	≥3 级	永久停药,紧急医学干预	

注:ADR 分级依照 CTCAE v4.0。出血不良反应包括咯血、消化道出血、鼻出血、支气管出血、牙龈出血、肉眼血尿、大便隐血和脑出血等。

3. 漏服 尽快补服,如距下次用药时间 <12 小时则不再补服。

4. 常见及重点不良反应(表 32)

表 32 安罗替尼的常见及重点不良反应

名称	总体 /%	3/4 级 /%	处置或备注(详见"服药方法")
高血压	67.35	13.27	①常规降压治疗。出现 3/4 级高血压暂时停药;如恢复后再次出现 3/4 级高血压,下调一个剂量继续用药。如 3/4 级高血压持续,建议停药。出现高血压危象的患者,应立即停用本品并接受心血管专科治疗。②开始用药的前 6 周应每天监测血压。后续用药期间每周监测血压 2~3 次
手足综合征	43.20	3.74	①1 级:继续观察。②2 级:对症处理。③≥3 级:调整剂量 + 对症处理。④对症处理方法:保持皮肤清洁,避免继发感染,避免按压和摩擦。局部使用含尿素和皮质类固醇成分的乳液或润滑剂;发生感染时考虑使用抗菌药物。参考附录 4
腹泻	35.03	1.02	3/4 级:下调剂量或停药

续表

名称	总体 /%	3/4 级 /%	处置或备注（详见"服药方法"）
口腔黏膜炎	23.13	1.02	对症处理，口腔护理
出血（咯血）	19.73	3.06	严密监测 PT 和 INR
GPT 升高	15.65	0.68	发生 3/4 级转氨酶或总胆红素升高时，应暂停用药，同时每周监测血清转氨酶及总胆红素 2~3 次，2 周内恢复至 <2 级后可恢复用药，下调一个剂量继续用药；如下调剂量后 3/4 级转氨酶或胆红素升高持续，建议停药
GOT 升高	14.96	1.02	
胆红素升高	25.85	1.70	
甲状腺功能减退	19.39	0.34	①内分泌科就诊，接受标准治疗。②关注畏寒、食欲下降和水肿等症状。对甲状腺功能不全症状和体征的患者应每 3~6 周检测甲状腺功能
甘油三酯↑	42.86	3.06	≥2 级高胆固醇血症（≥7.75mmol/L）或高甘油三酯血症（≥2.5×ULN），应使用羟基戊二酰辅酶 A（HMG-CoA）还原酶抑制剂（阿托伐他汀等）降血脂，同时调整低脂饮食
胆固醇↑	40.48	0	
低密度脂蛋白↑	20.41	0.68	
蛋白尿	28.91	2.38	连续 2 次尿蛋白 ≥（++）需进行 24 小时尿蛋白测定
Q-T 间期延长	26.19	2.38	①任何级别的 Q-Tc 间期延长（≥450ms）并伴有下列任一情况的患者应永久停药：尖端扭转型室性心动过速、多形性室性心动过速、严重心律失常的症状或体征。②高风险患者（患充血性心力衰竭、电解质异常或合用能够延长 Q-Tc 间期的药物）每 3~6 周监测心电图和电解质。连续 2 次独立心电图检测提示 Q-Tc 间期 >500ms 的患者应暂时停用本品，直至 Q-Tc 间期 ≤480ms 或恢复至基线水平（如基线 Q-Tc 间期 >480ms），此时可恢复用药，但应下调一个剂量，并密切监测心电图

续表

名称	总体/%	3/4级/%	处置或备注(详见"服药方法")
心功能不全	—	—	Ⅱ或Ⅲ级心功能不全以及LVEF<50%者停药
血栓/栓塞事件	2.04	2.04	停药。恢复给药后再次出现,则永久停药,参考"服药方法"
ILD	1.36	1.02	—
PRES/RPLS	—	—	永久停药
气胸	—	—	突发胸痛或呼吸困难等症状,立即就医
其他需要关注的ADR:乏力、畏食、体重降低、恶心、呕吐、牙龈疼痛、咳嗽、声音嘶哑、上呼吸道感染、肢体疼痛			

注:[1]ADR发生率数据来自临床试验ALTER0303、ALTER0302,ADR分级依照CTCAE v4.0。

[2]PRES/RPLS: posterior reversible encephalopathy syndrome(可逆性后部脑病综合征)/reversible posterior leukoencephalopathy syndrome(可逆性后部白质脑病综合征)。

5. 药物相互作用(表33)

表33 安罗替尼的药物相互作用

相互作用药物	相互作用机制	处置方案
CYP3A4/5和CYP1A2诱导剂、强抑制剂	本品主要经CYP3A4/5和CYP1A2代谢,改变CYP3A4/5和CYP1A2活性会改变本品的暴露	尽量避免合用
经CYP3A4、CYP2B6、CYP2C8、CYP2C9和CYP2C19代谢的治疗窗窄的药物	安罗替尼对这些酶有较强的抑制作用(IC_{50} 1~10μmol/L)	尽量避免合用
可延长Q-Tc间期的药物	本品可延长Q-T/Q-Tc间期,合用可增加发生心律失常风险	每3周监测心电图和电解质(钠、镁、钾、钙)

【特殊人群用药】

1. 老年人 无须调整剂量。

2. 儿童 缺乏资料。

3. 育龄妇女及其配偶 正在使用本品和治疗结束后 6 个月充分避孕。

4. 哺乳期妇女 停止哺乳或禁用本品。

5. 肝、肾功能异常患者

（1）重度肝功能不全患者禁用,其他级别肝功能不全患者慎用。

（2）重度肾功能不全患者禁用,其他级别肾功能不全患者慎用。

（朱志翔）

【参考资料】

安罗替尼说明书（2019 年 08 月 29 日修订）。

仑伐替尼 Lenvatinib

【简介】

1. 基本信息

商品名:乐卫玛、Lenvima。

性状:胶囊,内容物为白色至类白色颗粒。

规格:4mg。

保存:不超过 30℃保存。

辅料:碳酸钙、甘露醇、微晶纤维素、羟丙纤维素、低取代羟丙纤维素、滑石粉、羟丙甲纤维素、二氧化钛、氧化铁黄、氧化铁红、白虫胶、四氧化三铁和丙二醇。

2. 适应证

（1）既往未接受过全身系统治疗的不可切除的肝细胞癌患者。

（2）用于治疗局部复发性、转移性、进展性、放射性碘难治性分化型甲状腺癌（DTC）（FDA 批准适应证）。

（3）与依维莫司联用于治疗先前接受过 1 种抗血管生成疗法的晚期肾癌（RCC）（FDA 批准适应证）。

（4）与帕博利珠单抗联用于治疗先前接受全身性治疗后疾病进展且不适合接受根治性手术或放疗的微卫星高度不稳定（MSI-H）或非错配修复缺陷（dMMR）的晚期子宫内膜癌（FDA批准适应证）。

3. 作用机制 本品是一种受体酪氨酸激酶（RTK）抑制剂，可抑制血管内皮细胞生长因子（VEGF）受体 VEGFR-1（FLT1）、VEGFR-2（KDR）和 VEGFR-3（FLT4）的激酶活性，另外还可抑制其他促血管生成和肿瘤发生通路相关的 RTK，包括成纤维细胞生长因子（FGF）受体 FGFR-1、FGFR-2、FGFR-3和 FGFR-4，血小板衍生生长因子（PDGF）受体 PDGFR-α、KIT和 RET。

4. 药动学参数

（1）吸收：口服 1~4 小时达峰。饮食使吸收速度延缓（2 小时），吸收程度不变。生物利用度约 85%。

（2）分布：白蛋白结合率 98%~99%，稳态表观分布容积 43.2~121L。本品是 P-gp 和 BCRP 的底物。

（3）代谢：体外研究显示经 CYP3A4 代谢；体内数据表明，非 P450 介导的通路贡献了本品代谢的很大一部分。

（4）排泄：半衰期 28 小时，25% 经尿液排泄，67% 经粪便排泄。

【药学监护】

1. 注意事项

（1）建立肾功能、肝功能、甲状腺功能和 Q-T 间期基线并定期监测。

（2）开始治疗之前应对所有患者的电解质异常进行监测和纠正。

（3）肝硬化患者中食管静脉曲张的筛查和随后治疗应在开始使用本品治疗前按照标准治疗进行。如果已知患者高血压，应在本品治疗之前接受稳定剂量降压治疗至少 1 周。

（4）本品影响伤口愈合，择期手术前停药至少 1 周，重大手术后至少 2 周内，在伤口充分愈合前停药。

2. 服药方法

（1）不同适应证的用法用量

1）用于治疗肝细胞癌（HCC）：体重 <60kg，8mg q.d.；体重
≥60kg，12mg q.d.。

2）用于治疗分化型甲状腺癌（DTC）：24mg q.d.。

3）用于治疗肾癌（RCC）：18mg q.d.；合用依维莫司，5mg q.d.。

4）用于治疗子宫内膜癌：20mg q.d.；联用帕博利珠单抗，
200mg，静脉滴注 30 分钟，每 3 周 1 次。

（2）每日固定时间整粒口服，空腹或与食物同服均可。

（3）如患者无法吞咽，可将本品（不打开或压碎胶囊）与
一汤勺水或苹果汁在玻璃杯中混合至少 10 分钟，搅拌至少 3 分
钟，形成混悬液后吞服，再以相同量的水或苹果汁冲洗杯壁，然
后服用冲洗液。

（4）剂量下调梯度

1）HCC：12mg q.d. → 8mg q.d. → 4mg q.d. → 4mg q.o.d. →
停药，通用方案如下（表 34）。

表 34　仑伐替尼的剂量下调梯度

起始剂量		12mg q.d.	8mg q.d.
持续性及不可耐受的 2 级或 3 级不良反应 [a]			
不良反应	调整	体重 ≥60kg [b]	体重 <60kg
首次发生 [c]	停药直至 ≤1 级或基线 [d]	8mg q.d.	4mg q.d.
第 2 次发生（相同反应或新反应）	停药直至 ≤1 级或基线 [d]	4mg q.d.	4mg q.o.d.
第 3 次发生（相同反应或新反应）	停药直至 ≤1 级或基线 [d]	4mg q.o.d.	停药
危及生命的不良反应（4 级）：停药 [e]			

注：[a] 在对本品进行暂停给药或减量之前，应积极治疗恶心、呕吐和腹泻等不
良反应。

[b] 基于先前的剂量水平，按照 12mg q.d. → 8mg q.d. → 4mg q.d. → 4mg q.o.d. →
停药，下调剂量。

[c] 首次发生血液学不良反应或蛋白尿时，无须剂量调整。

[d] 对血液学不良反应或蛋白尿，当缓解至 2 级时可以重新开始治疗。

[e] 当不良反应为实验室异常 4 级时，如果判断为非危及生命，均可按照 3 级不
良反应进行处理。

2）DTC：24mg q.d. → 20mg q.d. → 14mg q.d. → 10mg q.d.（美国 FDA Label 推荐）。

3）RCC：18mg q.d. → 14mg q.d. → 10mg q.d. → 8mg q.d.（美国 FDA Label 推荐）。

4）子宫内膜癌：20mg q.d. → 14mg q.d. → 10mg q.d. → 8mg q.d.（美国 FDA Label 推荐）。

3. 漏服 12 小时内补服，否则不再补服。

4. 常见及重点不良反应（表 35）

表 35　仑伐替尼的常见及重点不良反应

名称	总体 /%	3/4 级 /%	处置或备注
高血压	45	24	①发生于治疗早期，建议治疗 1 周后监测血压，之后 2 个月内每 2 周监测一次，之后每个月监测一次。②140mmHg ≤收缩压 <160mmHg 或 90mmHg ≤舒张压 <100mmHg：继续本品治疗并开始降压治疗（之前未给予降压治疗），或继续本品治疗并增加当前降压药的剂量或开始增加其他的降压治疗。③在给予最佳降压疗法后，收缩压仍 ≥160mmHg 或舒张压仍 ≥100mmHg：停药。如果收缩压 ≤150mmHg，舒张压 ≤95mmHg，并且患者已接受稳定剂量的降压治疗达 48 小时以上，则降低剂量，重新开始本品治疗。④危及生命的高血压（恶性高血压、神经功能障碍或高血压危象）：停药并采取紧急干预措施
腹泻	38.7	4.2	①3 级：停药，缓解至 ≤1 级或基线时恢复用药。②4 级（干预后不缓解）：永久停药。③常发生在治疗早期（参考附录 5）
手足综合征	27	3	参考附录 4
蛋白尿	26	6	①≥2g/24h 者停药，缓解至 <2g/24h 后可恢复用药。②常发生于治疗早期，HCC 蛋白尿出现的中位时间为 6.1 周，监测尿蛋白

续表

名称	总体 /%	3/4 级 /%	处置或备注
出血	24.6	5.0	①3 级：停药，缓解至 ≤1 级时恢复用药。 ②4 级：永久停药
甲状腺功能减退	15~21	0	调整甲状腺素给药以达到适当的 TSH 水平
肝毒性	—	26.1	①3 级：停药，缓解 ≤1 级或基线时恢复用药。 ②4 级：永久停药。中位时间为 6.4 周
肾功能不全	7.1	1.9	①3 级：停药直至 ≤1 级或基线。 ②4 级：永久停药
Q-T 间期延长	6.9	—	如 Q-Tc>500ms，停药，缓解至 ≤480ms 或基线后恢复用药
动脉血栓	2.3	—	永久停药
胃肠穿孔或胃肠瘘	1.9	—	①3 级：停药，缓解至 ≤1 级或基线时恢复用药。 ②4 级（包括非胃肠瘘）：永久停药
PRES/RPLS	<1	—	停药，如缓解 ≤1 级，考虑降低剂量恢复治疗
心功能不全	0.6	0.4	①3 级：停药直至 ≤1 级或基线，恢复用药。 ②4 级：永久停药
肾病综合征	—	—	永久停药
其他需要关注的 ADR：疲乏、恶心、食欲下降、发声困难、体重降低、关节痛/肌痛、腹痛			

注：[1] ADR 发生率数据来自临床试验 REFLECT，ADR 分级依照 CTCAE v4.0。

[2] PRES/RPLS: posterior reversible encephalopathy syndrome（可逆性后部脑病综合征）/ reversible posterior leukoencephalopathy syndrome（可逆性后部白质脑病综合征）。

5. 药物相互作用（表 36）

表 36　仑伐替尼的药物相互作用

相互作用药物	相互作用机制	处置方案
治疗指数较窄的 CYP3A4 底物	本品可能是 CYPP3A4 的诱导剂，可能会降低 CYP3A4 底物的暴露量	谨慎合用
口服避孕药	尚不清楚本品是否会降低激素类避孕药的有效性	使用口服激素类避孕药的女性应增加屏障避孕法
P-gp 底物	本品可能是 P-gp 的诱导剂	谨慎合用
可延长 Q-Tc 间期的药物	本品可延长 Q-Tc 间期	定期监测心电图（ECG）

【特殊人群用药】

1. 老年人　无须调整剂量，≥75 岁患者耐受性可能降低，密切监控 ADR。

2. 儿童　缺乏资料，不建议服用。

3. 育龄妇女及其配偶　治疗期间及治疗结束后至少 1 个月内充分避孕。

4. 哺乳期妇女　治疗期间和末次给药后 1 周内停止哺乳。

5. 肝、肾功能异常患者

（1）轻度肝功能不全（Child-Pugh A 级）患者无须调整剂量。中度肝功能不全（Child-Pugh B）患者慎用。无重度肝功能不全患者资料，不建议此类患者服用本品。

美国 FDA Label 建议重度肝功能不全初始剂量：DTC，14mg q.d.；RCC，10mg，q.d.；子宫内膜癌，10mg q.d.。

（2）轻、中度肾功能不全患者无须调整剂量。无重度肾功能不全患者资料，不建议此类患者服用本品。

美国 FDA Label 建议重度肾功能不全初始剂量：DTC，14mg q.d.；RCC，10mg，q.d.；子宫内膜癌，10mg q.d.。

（朱志翔）

【参考资料】

［1］乐卫玛说明书（2018 年 09 月 04 日修订）。

［2］美国 FDA Lenvima Label（2020 年 02 月修订）。

呋喹替尼 Fruquintinib

【简介】

1. 基本信息

商品名:爱优特、Elunate。

性状:胶囊,内容物为白色或类白色粉末。

规格:1mg、5mg。

保存:密封,30℃以下保存。

辅料:玉米淀粉、微晶纤维素 PH101、滑石粉和明胶空心胶囊。

2. 适应证　本品单药适用于既往接受过氟尿嘧啶类、奥沙利铂和伊立替康为基础的化疗,以及既往接受过或不适合接受抗血管内皮细胞生长因子（VEGF）治疗、抗表皮生长因子受体（EGFR）治疗（*RAS* 野生型）的转移性结直肠癌（mCRC）患者。

3. 作用机制　本品是一种具有高度选择性的肿瘤血管生成抑制剂,其主要作用靶点是 VEGFR 激酶家族 VEGFR-1,VEGFR-2 及 VEGFR-3,通过抑制肿瘤血管生成,从而抑制肿瘤生长。

4. 药动学参数

（1）吸收:口服中位达峰时间,健康受试者为 3 小时（1.5~24 小时）,癌症晚期受试者为 2 小时（0.5~2 小时）。1~6mg 剂量范围内,本品暴露量按比例增加。与高脂饮食同时服用,本品 C_{max} 下降 17%,体内总暴露量基本不变。

（2）分布:健康受试者和晚期癌症患者表观分布容积分别为 32.5L 和 42.2L,血浆蛋白结合率约 80%。

（3）代谢:在人血浆中主要以原型存在,部分由 CYP3A4 代谢,其他代谢途径包括多位置单氧化、*O*-去甲基、*N*-去甲基、*O*-去喹啉唑环、酰胺键水解。Ⅱ相代谢产物主要是Ⅰ相产物的葡糖醛酸和硫酸结合物。

（4）排泄:消除半衰期 35.2~48.5 小时,5mg 给药 336 小时后,给药量的 60.3%(原型药为 0.5%)和 29.8%(原型药为 5.3%)分别经尿液和粪便排泄。

【药学监护】

1. 注意事项

（1）严重活动性出血、活动性消化道溃疡、未愈合的胃肠穿孔、消化道瘘患者禁用。重度肝、肾功能不全患者禁用。既往存在动脉血栓或卒中的患者慎用。

（2）用药前建立肝功能基线并定期监测。用药前需将患者血压控制至理想水平(<140/90mmHg);治疗期间需常规监测血压。

（3）大手术后,伤口完全愈合后才可使用本品。用药前有严重感染的患者,需在感染得到有效控制后才能开始服用本品。

2. 服药方法

（1）5mg q.d.,连续服药 3 周,停药 1 周,4 周为一个疗程。

（2）需整粒吞服,空腹或与食物同服均可。每日同一时间服药。

（3）根据患者个体安全性和耐受性调整剂量。

1）出现下列情况暂停用药:2 级任何部位出血;2 级血小板减少[(50~75)×10^9/L];2 级手足皮肤反应和反复出现的口腔黏膜炎;尿蛋白定量≥2.0g/24h;所有 3 级或 4 级不良反应(需永久停药的除外)。

2）如不良反应在 1 周内恢复至≤1 级,继续原剂量服用;如不良反应在 2 周内恢复至≤1 级,单次剂量降低 1mg。

3）出现下列情况永久停药:≥3 级出血;胃肠穿孔、需要临床处理的伤口裂开、瘘、肾病综合征或高血压危象;4 级肝功能(转氨酶>20×ULN);3mg 日剂量仍不可耐受;暂停用药>2 周后不良反应仍未恢复至≤1 级。

3. 漏服　不补服。

4. 常见及重点不良反应（表 37）

表 37 呋喹替尼的常见及重点不良反应

名称	总体 /%	3/4 级 /%	处置或备注
高血压	61.2	23.4	常发生于用药 10 日后，开始用药的前 3 个周期应每周监测血压。以后每周期 1 次
蛋白尿	55.0	4.7	尿蛋白定量 ≥2.0g/24h：暂停用药。多在用药 20 日后出现，用药期间定期检查尿常规
手足综合征	49.3	10.8	多在第一周期出现，剂量调整方案如下： ①1 级，麻痹、感觉迟钝、感觉异常、麻木感、无痛肿胀、手足红斑或手足不适但不影响正常活动：维持原有剂量水平，并开始支持性措施以缓解症状，包括避免手足摩擦、受压及接触高温物品。保持手足皮肤湿润或适当使用尿素霜或含绵羊油的乳霜，有助于减轻症状及促进病灶痊愈，症状严重者(尤其伴疼痛者)可使用烧伤止痛软膏等帮助症状缓解。 ②2 级，伴疼痛的手足红斑和肿胀，和 / 或影响日常活动的手足不适：暂停用药；2 周内恢复至 ≤1 级，维持原有剂量水平；或临床医师根据患者情况降低 1 个剂量水平。 ③3 级，湿性脱皮、溃疡、疱疹、疼痛或导致患者不能工作和正常生活的严重手足不适：a. 第 1 次出现，暂停用药，2 周内恢复至 ≤1 级的，需降低 1 个剂量水平到 4mg。b. 第 2 次出现，暂停用药，2 周内恢复至 ≤1 级的，需降低 1 个剂量水平到 3mg。c. 第 3 次出现，暂停用药，仍然无法耐受的，需永久停药
出血	33.8	1.8	①2 级：暂停用药。 ②≥3 级：永久停药。监测出血风险

续表

名称	总体 /%	3/4 级 /%	处置或备注
转氨酶升高	30.2	1.4	≥3 级,根据情况停药、减量或永久停用,每周或每 2 周监测肝功能,直至恢复至≤1 级或基线
胆红素升高	27.7	3.6	
口腔黏膜炎	24.1	0.7	≥2 级:暂停用药
腹泻	25.2	3.2	参考附录 5
感染	25.5	5.4	≥3 级感染时,需暂停用药直至感染得到控制,呼吸道和尿路感染常见
胃肠穿孔或瘘管形成	0.8	0.8	需永久停药。关注特征性症状,如突发的上腹部剧烈疼痛,呈持续性刀割样或烧灼样痛,很快扩散至全腹
动脉血栓	0.5	—	停药
其他需要关注的不良反应:发声困难、腹痛、腹部不适、甲状腺功能减退、疲乏 / 乏力、食欲下降、体重降低、便隐血、血小板计数下降、可逆性后部白质脑病综合征			

注:不良反应分级参照 CTCAE v4.03。

5. 药物相互作用(表 38)

表 38　呋喹替尼的药物相互作用

相互作用药物	相互作用机制	处置方案
P 糖蛋白(P-gp)和乳腺癌耐药蛋白(BCRP)的底物	呋喹替尼对 P-gp 和 BCRP 有抑制作用	密切监测不良反应

【特殊人群用药】

1. 老年人　无须调整剂量。

2. 儿童　缺乏资料。

3. 育龄妇女及其配偶　妊娠期间禁用。育龄妇女需在治疗期间和治疗结束后 1 个月充分避孕。男性患者需在治疗期间和治疗后 3 个月内充分避孕。

4. 哺乳期妇女　缺乏资料,建议用药期间停止哺乳。

5. 肝、肾功能异常患者

（1）重度肝功能不全患者禁用，轻、中度肝功能不全患者慎用。

（2）重度肾功能不全患者禁用，中度肾功能不全患者慎用，轻度肾功能不全患者无须调整起始剂量。

（朱志翔）

【参考资料】

爱优特说明书（2018 年 09 月 04 日修订）。

培唑帕尼 Pazopanib

【简介】

1. 基本信息

商品名：维全特、Votrient。

性状：

（1）200mg 片：为粉红色胶囊型薄膜衣片，一面平整，另一面刻有凹形标志"GS JT"。

（2）400mg 片：为白色胶囊型薄膜衣片，一面平整，另一面刻有凹形标志"GS HUL"。

规格：200mg、400mg。

保存：30℃以下保存。

辅料：硬脂酸镁、微晶纤维素、聚维酮、羧甲淀粉钠。片剂包衣含有羟丙甲纤维素、四氧化三铁、聚乙二醇 400（PEG 400）、聚山梨酯 80 和二氧化钛。

2. 适应证

（1）用于晚期肾癌的一线治疗或者已接受细胞因子治疗的晚期肾癌患者。

（2）用于治疗先前接受过化疗的晚期软组织肉瘤（STS）（FDA 批准）。

3. 作用机制 本品是血管内皮细胞生长因子受体（VEGFR-1、VEGFR-2 和 VEGFR-3），血小板衍生生长因子受体（PDGFR-α

和 PDGFR-β）,成纤维细胞生长因子受体（FGFR-1 和 FGFR-3）,细胞因子受体（KIT）,白细胞介素 -2 受体诱导型 T 细胞激酶（Itk）,白细胞特异性蛋白酪氨酸激酶（LcK）以及跨膜糖蛋白受体酪氨酸激酶（c-Fms）的多靶点酪氨酸激酶抑制剂。体外研究中,本品抑制配体诱导的 VEGFR-2、KIT 和 PDGFR-β 受体的自体磷酸化。体内研究中,本品抑制小鼠肺部血管内皮细胞生长因子诱导的 VEGFR-2 磷酸化,抑制小鼠模型中的血管新生和一些人类肿瘤异种移植的生长。

4. 药动学参数

（1）吸收：本品 800mg 单剂量口服中位达峰时间为 3.5 小时,$AUC_{0-\infty}$ 约为（650 ± 500）$\mu g \cdot h/ml$。培唑帕尼剂量超过 800mg 时 AUC 或 C_{max} 未出现持续性升高。食物使本品 AUC 和 C_{max} 升高约 2 倍。

（2）分布：本品人血浆蛋白的结合 >99%,在 $10 \sim 100\mu g/ml$ 的剂量无浓度依赖性。

（3）代谢：本品主要被 CYP3A4 代谢,少量被 CYP1A2 和 CYP2C8 代谢。本品是 P- 糖蛋白（P-gp）和乳腺癌耐药蛋白（BCRP）的底物。

（4）排泄：本品平均半衰期为 30.9 小时,主要通过粪便排泄,肾消除占给药量 <4%。

【药学监护】

1. 注意事项

（1）开始治疗前建立肝功能和 Q-Tc 间期、甲状腺功能、尿蛋白基线并定期监测。在第 3、5、7、9 周,以及第 3、4 个月和有临床指征时监测肝功能。

（2）有心功能不全风险（包括既往使用过蒽环类药物）的患者,建立 LVEF 基线并定期评价。

（3）下列患者慎用：Q-T 间期延长病史、服用有可能延长 Q-T 间期药物的患者以及先前存在心脏疾病的患者;有显著出血风险的患者;血栓事件（如心肌梗死、心绞痛、缺血性脑卒中、短暂性脑缺血发作）风险较高的患者或有血栓事件史的患者;胃肠道穿孔或瘘管风险患者;CrCl<30ml/min 的患者。

（4）择期手术前至少 7 天停用本品。手术切口完全愈合后才可恢复用药。

2. 服药方法

（1）800mg q.d.,不应与食物同服（至少在进餐前 1 小时或后 2 小时）,整片用水吞服,请勿掰开或嚼碎。

（2）剂量调整方案,根据耐受情况按 200mg 的幅度逐步递增或递减,日剂量不应超过 800mg。

3. 漏服　尽快补服,如距下次服药时间 <12 小时,则不再补服。

4. 常见及重点不良反应（表 39）

表 39　培唑帕尼的常见及重点不良反应

名称	总体 /%	3/4 级 /%	处置或备注
腹泻	53	6~7	①≤2 级:对症处理,即口服止泻药（如洛哌丁胺）和避免摄入增加胃肠道运动的食物及补充剂（如膳食纤维）。②≥3 级:停药,以 200mg 幅度下调剂量
高血压	41	10	①密切监测血压并进行抗高血压治疗,考虑按 200mg 的幅度下调剂量。②如有高血压危象,或在使用抗高血压药物治疗并减少本品剂量的情况下仍存在严重和持续性的高血压,应永久停药。③40% 发生在给药前 9 日,90% 发生在前 18 周
GPT ↑ GOT ↑	21	7	对于基线总胆红素≤1.5×ULN,且 GPT 及 GOT≤2×ULN 的患者,调整方案如下:①转氨酶（3~8）×ULN:每周监测肝功能直至转氨酶恢复≤1 级或基线值。②转氨酶>8×ULN:停药直至转氨酶恢复≤1 级或基线;如果受益大于风险,将本品剂量减少至 400mg q.d.,每周监测 1 次肝功能,持续 8 周;如果再次转氨酶>3×ULN,则应永久停药。③GPT>3×ULN 伴胆红素>2×ULN:永久停药,监测肝功能直至肝损伤恢复。对仅有轻度间接胆红素血症且确诊或疑似 Gilbert 综合征的患者,按照孤立性 GPT 升高的剂量调整方案管理

续表

名称	总体 /%	3/4 级 /%	处置或备注
手足综合征	18	3	①1 级：无须调整剂量。避免接触热水，可使用外用润肤剂。考虑使用角质剥脱剂，如外用尿素（20%~40%）或水杨酸（6%~10%）。 ②2 级：继续 1 级的治疗，同时对红斑区域加用一日 2 次的外用皮质类固醇，例如 0.05% 氯倍他索软膏，如感不适，采用 2% 利多卡因等外用镇痛药，必要时降低药物剂量。 ③3 级：应给予 1 级或 2 级的治疗，并暂时停用药物至少 7 日，直到不良反应降为 ≤1 级
蛋白尿	12	3	如出现肾病综合征,应永久停药
PRES/RPLS 或 TMA	—	—	永久停药
其他需要关注的 ADR：毛发颜色改变、皮肤色素减少、剥脱性皮疹、恶心、头痛、疲劳、食欲减退、呕吐、味觉障碍、口腔炎、体重下降、ANC 减少、PLT 减少。 严重不良反应：短暂性脑缺血发作、缺血性脑卒中、心肌缺血、间质性肺疾病、心力衰竭、Q-Tc 间期延长、出血事件、胃肠穿孔和瘘、甲状腺功能减退			

注:[1] ADR 发生率数据来自临床试验 VEG105192、VEG107769、VEG102616、VEG108844、VEG11027、VEG20002 和 VEG113078。本药品数据，ADR 分级标准不止一种，通常为 CTCAE v3.0 或 v4.0，详情请参考 clinicaltrials.gov。

[2] PRES/RPLS: posterior reversible encephalopathy syndrome（可逆性后部脑病综合征）/reversible posterior leukoencephalopathy syndrome（可逆性后部白质脑病综合征）。

[3] TMA: thrombotic microangiopathy（血栓微血管病）。

5. 药物相互作用（表40）

表40　培唑帕尼的药物相互作用

相互作用药物	相互作用机制	处置方案
CYP3A4、P-gp、BCRP 抑制剂	本品是 CYP3A4、P-gp 和 BCRP 的底物，改变它们的活性可影响本品暴露	避免合用。如必须与 CYP3A4 强抑制剂合用，降低本品剂量至 400mg q.d.，并根据不良反应考虑是否进一步减量
CYP3A4、P-gp、BCRP 诱导剂		避免合用
PPI	可能会降低本品的生物利用度	避免合用，如必须合用，建议每晚不伴餐服用一次本品，同时使用 PPI
H_2 受体拮抗剂		避免合用，如必须合用，在 H_2 受体拮抗剂给药前至少 2 小时或给药后至少 10 小时不伴餐服用本品
短效抗酸药		给药前至少 1 小时或给药后至少 2 小时服用本品
UGT1A1 底物	本品是 UGT1A1 抑制剂，可增加 UGT1A1 底物的暴露	慎用
咪达唑仑	本品抑制 CYP3A4，使咪达唑仑暴露增加	①慎用。②谨慎与其他 CYP3A4 底物合用
右美沙芬	本品抑制 CYP2D6，使右美沙芬暴露增加	①慎用。②谨慎与其他 CYP2D6 底物合用
辛伐他汀及其他他汀类药物	增加 GPT 升高风险	①考虑调整本品剂量，并停用辛伐他汀。②合用所有他汀类药物时均需密切监控
紫杉醇	升高紫杉醇的血浆峰浓度和 AUC	慎用

【特殊人群用药】

1. 老年人　无须调整剂量。

2. 儿童　<2 岁禁用,其他年龄儿童使用资料缺乏,不推荐使用。

3. 育龄妇女及其配偶　使用本品期间及末次给药后至少 2 周内充分避孕。

4. 哺乳期妇女　缺乏资料,建议用药期间停止哺乳。

5. 肝、肾功能异常患者

（1）轻度肝功能不全无须调整剂量,中度肝功能不全[胆红素为（1.5~3）× ULN]患者,减至 200mg q.d.。严重肝功能异常（胆红素 >3 × ULN）患者不建议使用。

（2）CrCl>30ml/min 的患者无须调整剂量。CrCl≤30ml/min 的患者慎用。

（刘　敏　马颖林）

【参考资料】

［1］维全特说明书（2018 年 03 月 02 日修订）。

［2］美国 FDA Votrient Label（2017 年 05 月修订）。

瑞戈非尼 Regorafenib

【简介】

1. 基本信息

商品名:拜万戈、Stivarga。

性状:浅粉色椭圆形薄膜衣片。

规格:40mg。

保存:25℃以下保存。打开瓶盖后本品在 7 周内可保持稳定。此后若有未服用的药片必须丢弃。

辅料:微晶纤维素、交联羧甲基纤维素钠、硬脂酸镁、聚维酮和胶体二氧化硅。包衣含有氧化铁红、氧化铁黄、卵磷脂（大豆）、聚乙二醇 3350、聚乙烯醇、滑石粉、二氧化钛。

2. 适应证

（1）先前接受过以氟尿嘧啶、奥沙利铂、伊立替康为基础的化疗和先前接受过或不适合接受抗血管内皮细胞生长因子（VEGF）、抗表皮生长因子受体（EGFR）（*RAS*野生型）治疗的转移性结直肠癌（mCRC）。

（2）先前接受过伊马替尼和舒尼替尼治疗的局部晚期、无法切除或转移性胃肠道间质瘤（GIST）。

（3）先前接受过索拉非尼治疗的肝细胞癌（HCC）。

3. 作用机制　本品是多种酪氨酸激酶的抑制剂，可抑制 RET、VEGFR-1、VEGFR-2、VEGFR-3、KIT、PDGFR-α、PDGFR-β、FGFR-1、FGFR-2、TIE2、DDR2、TrkA、Eph2A、RAF-1、BRAF、BRAF V600E、SAPK2、PTK5、Ab1 和 CSF-1R 等激酶活性，在肿瘤发生、肿瘤血管生成、肿瘤转移及肿瘤免疫过程中发挥抗肿瘤作用。

4. 药动学参数

（1）吸收：口服 3~4 小时达峰，片剂和口服液生物利用度分别为 69% 和 83%。与空腹相比，高脂饮食和低脂饮食都使本品暴露增加，低脂饮食时增加更多。

（2）分布：本品存在肝肠循环，蛋白结合率为 99.5%。

（3）代谢：主要由肝脏代谢 CYP3A4 介导的氧化作用和经 UGT1A9 介导的葡糖醛酸苷化代谢。主要代谢产物 M-2 和 M-5 有药理活性。

（4）排泄：本品和 M-2 血浆消除半衰期为 20~30 小时，M-5 的消除半衰期约为 60 小时（40~100 小时）。给药 12 日内回收 90% 给药量，约 71%（47% 为原型，24% 为代谢产物）经粪便排泄，约 19%（葡糖醛酸苷代谢产物）经尿液排泄。

【药学监护】

1. 注意事项

（1）用药前建立肝功能、全血细胞计数和血清电解质基线并定期监测。开始用药的前 2 个月内至少每 2 周监测 1 次肝功能，之后至少每个月监测 1 次。开始本品治疗之前应控制血压，开始用药的前 6 周应每周监测 1 次血压，之后至少每个疗程监测 1 次。

（2）大手术后至少2周内，在伤口充分愈合前禁用本品。

（3）160mg本品含2.427mmol（55.8mg）钠，限钠患者需要注意。

2. 服药方法

（1）160mg q.d.，服药21日，停7日，28日为一个疗程。

（2）每天同一时间，在低脂早餐（脂肪含量<30%）后随水吞服。

（3）根据安全性和耐受性，以40mg为幅度调整剂量。

（4）手足皮肤反应（HFSR）时调整剂量（表41）。

表41　手足皮肤反应时瑞戈非尼的剂量调整方案

级别	发生次数	剂量调整
1级	任何次数	维持剂量水平，立即支持治疗
2级	第1次	降低40mg的剂量，立即支持治疗。如降低剂量仍未改善，则停药至少7日直至≤1级。根据临床情况可考虑增加剂量
	第2次或7日内未改善	停药直至≤1级，继续治疗时，降低40mg的剂量。可考虑增加剂量
	第3次	停药直至≤1级，继续治疗时，降低40mg的剂量。可考虑增加剂量
	第4次	永久停药
3级	第1次	立即支持治疗，停药至少7日直至≤1级，继续治疗时，降低40mg的剂量。可考虑增加剂量
	第2次	立即支持治疗，停药至少7日直至≤1级，继续治疗时，降低40mg的剂量
	第3次	永久停药

（5）本品相关的肝功能异常时剂量调整方案（表42）。

表42　肝功能异常时瑞戈非尼剂量调整方案

GPT/GOT	发生次数	剂量调整
≤5×ULN	任何次数	继续治疗，每周监测肝功能直至恢复至≤3×ULN或基线

续表

GPT/GOT	发生次数	剂量调整
(5~20)×ULN	第1次	中断治疗,每周监测肝功能直至恢复至 ≤3×ULN 或基线。降低 40mg 重新开始治疗,至少持续 4 周每周监测肝功能
	重复发生	永久停药
≥20×ULN	任何次数	永久停药
>3×ULN 且胆红素 >2×ULN	任何次数	永久停药,每周监测肝功能直至肝功能恢复

3. 漏服　当日可补服,已到第 2 日则不再补服。

4. 常见及重点不良反应(表 43)

表 43　瑞戈非尼的常见及重点不良反应

名称	总体/%	3/4 级/%	处置或备注
手足综合征	45~67	12~22	减量或停药,参考"服药方法"。支持性措施:控制胼胝(老茧),使用鞋垫和手套,防止对足底和手掌的压迫。使用角质层分离剂乳剂(如尿素、水杨酸或 α– 羟基酸乳剂,仅局部涂覆于受累区域)和保湿霜(随意涂覆)缓解症状。参考附录 4。亚洲黄色人种患者发生率高于白色人种患者
皮疹	26~30	6~7	
腹泻	41~47	3~8	对症处理,以 40mg 为梯度减量,或停药
高血压	30~59	8~28	如有不能控制的高血压,应暂停使用本品。多发生于治疗的第一周期。治疗开始的 2 个月内至少两周 1 次监测血压
感染	31~32	5~9	如发生感染恶化,应考虑中断治疗。多数为轻度至中度,包括尿路感染(5.7%)、鼻咽炎(4.2%)、黏膜皮肤感染和全身性真菌感染(3.3%)及肺炎(2.6%)

续表

名称	总体 /%	3/4 级 /%	处置或备注
肝毒性	33.3~92.7	17.8	参考"服药方法"调整剂量,常发生在治疗 2 个月内,为肝细胞性损伤型。黄色人种肝药酶升高发生率高于白色人种
出血	11~21	2~5	出现需要紧急医学干预的重度出血,应考虑永久停药。多数为鼻出血,脑、呼吸道、胃肠道和泌尿生殖道出血少见
胃肠道穿孔 / 瘘管	0.1~1	—	停药
心肌缺血及梗死	0.1~1	—	中断治疗。如果未恢复,则永久停药
其他需要关注的 ADR:低磷酸盐血症、低钙血症、低钾血症、疲乏 / 无力、食欲降低、发热、PLT 减少、ANC 减少			

注:ADR 发生率数据来自本品Ⅲ期临床试验。ADR 级别评估依照 CTCAE v3.0。

5. 药物相互作用(表 44)

表 44　瑞戈非尼的药物相互作用

相互作用药物	相互作用机制	处置方案
CYP3A4 强抑制剂	本品经 CYP3A4 和 UGT1A9 代谢	避免合用
UGT1A9 强抑制剂		
CYP3A4 强诱导剂		
UGT1A1 和 UGT1A9 底物	本品抑制 UGT1A1 和 UGT1A9,使其底物暴露增加	说明书未提及,建议监测此类底物(如伊立替康)的不良反应
乳腺癌耐药蛋白(BCRP)底物	本品增加 BCRP 底物暴露量	密切监测 BCRP 底物的不良反应
考来烯胺和考来维等胆盐螯合剂	本品存在肝肠循环,考来烯胺和考来维可影响本品吸收(或再吸收)	影响程度未知,建议谨慎合用

【特殊人群用药】

1. 老年人　无须调整剂量。

2. 儿童　缺乏资料。

3. 孕妇　妊娠期间,经过仔细考虑对目前的获益和对胎儿的风险之后,才可以使用。育龄妇女和男性应在治疗期间和治疗后 8 周内避孕。

4. 哺乳期妇女　缺乏资料,用药期间禁止哺乳。

5. 肝、肾功能异常患者

（1）肝功能 Child-Pugh A 级不必调整剂量。肝功能 Child-Pugh B 级,国内说明书无剂量推荐,美国 FDA 说明书（2020 年 2 月修订）建议无须调整剂量,但要密切监控不良反应。肝功能 Child-Pugh C 级患者用药数据缺乏,不建议此类患者使用本品。

（2）肾功能不全患者无须调整剂量。

（朱志翔）

【参考资料】

［1］拜万戈说明书（2019 年 08 月 20 日修订）。

［2］美国 FDA Stivarga Label（2020 年 02 月修订）。

舒尼替尼 Sunitinib

【简介】

1. 基本信息

商品名:索坦、Sutent、诺力平。

性状:胶囊,内容物为黄色至橙色的颗粒。

规格:索坦,7.5mg、12.5mg、25mg 和 50mg。诺力平,12.5mg。

保存:索坦,保存于 25℃,允许温度为 15~30℃。诺力平,常温,密封保存。

辅料:甘露醇、交联羧甲基纤维素钠、聚维酮（K-25）和硬脂酸镁。

2. 适应证

（1）不能手术的晚期肾癌（RCC）。

（2）伊马替尼治疗失败或不能耐受的胃肠间质瘤（GIST）。

（3）不可切除,转移性高分化进展期胰腺神经内分泌瘤

（pNET）成年患者。

（4）肾切除术后有复发性肾癌高风险患者的辅助治疗（FDA 批准）。

3. 作用机制　本品能抑制多种受体酪氨酸激酶,包括血小板衍生生长因子受体（PDGFR-α 和 PDGFR-β）、血管内皮细胞生长因子受体（VEGFR-1,VEGFR-2 和 VEGFR-3）,干细胞因子受体（KIT）,Fms 样酪氨酸激酶 -3（FLT3）,Ⅰ型集落刺激因子受体（CSF-1R）和神经胶质细胞系衍生的神经营养因子受体（RET）,从而抑制肿瘤生长,病理性血管形成和肿瘤转移的过程。

4. 药动学参数

（1）吸收:口服后 6~12 小时达峰,进食不影响生物利用度。

（2）分布:本品及其主要活性代谢物的人血浆蛋白结合率分别为 95% 和 90%,在 100~4 000ng/ml 剂量无浓度依赖性,表观分布容积为 2 230L,在 25~100mg 的剂量,AUC 和 C_{max} 随剂量成比例增加。

（3）代谢:主要由 CYP3A4 代谢,主要活性代谢物被 CYP3A4 进一步代谢,其占总暴露量的 23%~37%。q.d. 给药 14 日本品达稳态,本品和主要活性代谢产物蓄积 3~4 倍和 7~10 倍。

（4）排泄:给药量的 61% 经粪便排泄,16% 经肾排泄或代谢。本品和主要活性代谢产物终末半衰期为 40~60 小时和 80~110 小时。

【药学监护】

1. 注意事项

（1）治疗开始前建议建立左室射血分数、甲状腺功能和肝功能基线并定期监测。

（2）正在进行重大外科手术的患者暂停给药。定期检查血糖水平,评估是否需要调整抗糖尿病药物的剂量。

2. 服药方法

（1）胃肠间质瘤和晚期肾癌:起始 50mg q.d.,服药 4 周,停药 2 周。根据安全性和耐受性,在 25~75mg/d 剂量以 12.5mg 为梯度进行调整。

（2）胰腺神经内分泌瘤:37.5mg q.d.,连续服药,无停药期。

根据安全性和耐受性,以 12.5mg 为梯度调整剂量,临床试验中最大剂量为 50mg/d。

（3）口服,与食物同服或不同服均可。

3. 漏服 漏服时间 <12 小时补服,否则不补服。

4. 常见及重点不良反应（表 45）

表 45　舒尼替尼常见及重点不良反应

名称	总体 /%	3/4 级 /%	处置或备注
手足综合征	50.8~63.8	10.2~23.8	警惕严重皮肤不良反应多形性红斑（EM）、Stevens-Johnson 综合征（SJS）和中毒性表皮坏死松解症（TEM）。皮肤退色常见
腹泻	30.5~48.6	1.7~6.7	止泻等支持性治疗
高血压	28.8~37.1	3.4~7.6	标准降压治疗,参考"服药方法"调整剂量
ANC ↓	37.3~39.0	14.3~15.3	—
PLT ↓	44.1~51.4	16.9~21.9	—
GOT ↑	35.6	3.4	≥3 级肝毒性需停药,如未好转或有肝衰竭趋势需永久停药
心血管事件	—	—	包括心力衰竭、心肌病、心肌缺血和心肌梗死。需建立基线,密切监测
Q-Tc 间期延长	—	—	定期监测 Q-Tc 间期和电解质
蛋白尿	27.7	3.4	尿蛋白≥3g/24h 需要停药并减量。肾病综合征或减量后仍出现尿蛋白≥3g/24h,需永久停药

其他需要关注的 ADR:出血事件、疲劳、乏力、发热、腹痛、便秘、呕吐、消化不良、外周水肿、毛发颜色改变、味觉改变、头痛、背痛、关节疼痛、肢端疼痛、咳嗽、感染、胆囊炎、低血糖症、坏死性筋膜炎、血栓微血管病（TMA）、肿瘤溶解综合征（TLS）、下颌骨坏死（ONJ）、伤口愈合缓慢、痫性发作、甲状腺功能不全和胰腺炎等

注:ADR 发生率数据来自临床试验 A6181177 和 A6181132。ADR 级别评估依照 CTCAE v3.0。

5. 药物相互作用（表46）

表46　舒尼替尼的药物相互作用

相互作用药物	相互作用机制	处置方案
CYP3A4 强抑制剂	本品主要经 CYP3A4 代谢，改变 CYP3A4 活性会影响本品暴露	避免合用。如合用需考虑减量。最小可减至 37.5mg q.d.（胃肠间质瘤和肾癌）和 25mg q.d.（胰腺神经内分泌瘤）
CYP3A4 强诱导剂		避免合用。如合用需考虑增量。最大剂量不超过 87.5mg/d（胃肠间质瘤和肾癌）和 62.5mg/d（胰腺神经内分泌瘤），并密切监测不良反应

【特殊人群用药】

1. 老年人　无须调整剂量。

2. 儿童　缺乏资料，不推荐使用。

3. 育龄妇女及其配偶　女性在本品治疗期间及末次给药后 4 周内充分避孕；有具备生育能力女性伴侣的男性患者在接受本品治疗期间及末次给药后至少 7 周内充分避孕。

4. 哺乳期妇女　治疗期间和末次用药后至少 4 周内停止哺乳。

5. 肝、肾功能异常患者

（1）轻度、中度（Child-Pugh A 级或 B 级）肝功能不全时无须调整初始剂量。重度（Child-Pugh C 级）肝功能不全患者使用数据缺乏，无推荐剂量。

（2）肾功能不全时无须调整初始剂量。但本品血液透析的末期肾病患者中暴露量比肾功能正常的患者低 47%，因此后续剂量可能需根据患者的安全性和耐受性逐步比初始剂量增加 1 倍。

（周海燕　李　响）

【参考资料】

［1］索坦说明书（2019 年 08 月 02 日修订）。

［2］美国 FDA Sutent Label（2019 年 05 月修订）。

［3］诺力平说明书（2019 年 12 月 26 日修订）。

索拉非尼 Sorafenib

【简介】

1. 基本信息

商品名：多吉美、Nexavar。

性状：红色圆形片。

规格：200mg。

保存：低于 25℃ 密封保存。

辅料：微晶纤维素、交联羧甲基纤维素、羟丙甲纤维素、硬脂酸镁和十二烷基硫酸钠；包衣含有羟丙甲纤维素、聚乙二醇（PEG）、二氧化钛和三氧化铁。

2. 适应证

（1）不能手术的晚期肾癌（RCC）。

（2）无法手术或远处转移的肝细胞癌（HCC）。

（3）局部复发或转移的进展性的放射性碘难治性分化型甲状腺癌（DTC）。

3. 作用机制

本品是多靶点激酶抑制剂，包括细胞内的 CRAF、BRAF、BRAF V600E 和细胞表面的 c-KIT、FLT-3、RET、RET/PTC、VEGFR-1、VEGFR-2、VEGFR-3 和 PDGFR-β，发挥抑制肿瘤细胞增殖和抗血管生成作用。

4. 药动学参数

（1）吸收：口服后约 3 小时达峰。与口服溶液相比，本品片剂相对生物利用度为 38%~49%。b.i.d. 给药 7 日后达稳态，2.5~7 倍蓄积。中度脂肪饮食不影响生物利用度；高脂饮食使生物利用度较禁食状态时降低 29%。

（2）分布：当口服剂量超过 400mg b.i.d. 时，C_{max} 和 AUC 的升高不呈线性关系。本品人血浆蛋白结合率为 99.5%。

（3）代谢：本品主要经肝 CYP3A4 代谢，还通过 UGT1A9 介导的葡糖醛酸化作用代谢。

（4）排泄：清除半衰期为 25~48 小时，给药量的 77%（51% 原型）经粪便排泄，19% 以糖苷酸化代谢产物的形式经尿液排泄。

【药学监护】

1. 注意事项

（1）本品与紫杉醇和卡铂联合方案禁用于鳞状细胞肺癌。

（2）用药前建立全血细胞计数、血压、肝功能和 Q-T 间期基线并定期监测。开始用药前 6 周每周监测一次血压，之后根据临床症状决定监测频率。DTC 患者每个月监测 1 次血清钙、促甲状腺素（TSH）水平。

（3）接受大手术患者，手术前和伤口完全愈合前建议停药。

2. 服药方法

（1）400mg b.i.d.，以一杯温开水送服。空腹或伴低脂、中脂饮食均可（注：FDA Label 要求空腹服用）。

（2）通用剂量调整方案（表 47）。

表 47 索拉非尼通用剂量调整方案

剂量下调梯度	①治疗肝细胞癌、肾癌剂量梯度：400mg b.i.d. → 400mg q.d. → 400mg q.o.d.。②治疗分化型甲状腺癌时剂量梯度：400mg b.i.d. → 600mg/d（400mg+200mg 分 2 次服用）→ 200mg b.i.d. → 200mg q.d.
非血液学不良反应通用调整方案	①2 级，对症治疗，下调 1 个剂量。②3 级第 1 次，停药直至≤2 级，下调 1 个剂量。③3 级（7 日无好转、第 2 次、第 3 次），停药直至≤2 级，下调 2 个剂量。④3 级第 4 次，停药直至≤2 级，下调 3 个剂量。⑤4 级，永久停药

（3）出现皮肤毒性时剂量调整方案（表 48）

表 48 出现皮肤毒性时索拉非尼剂量调整方案

皮肤不良反应分级	发生频率	肝细胞癌或肾癌	分化型甲状腺癌
1 级：麻痹，感觉迟钝，感觉异常，麻木感，无痛肿胀，手足红斑或不适但不影响日常活动	任何时间出现	继续给药，局部对症治疗	继续给药，局部对症治疗

续表

皮肤不良反应分级	发生频率	肝细胞癌或肾癌	分化型甲状腺癌
2级：伴疼痛的手足红斑和肿胀，和/或影响日常生活的手足不适（减少剂量给药至少28日后，皮肤毒性改善至≤1级，可增加本品1个剂量梯度）	第1次	继续给药，局部对症治疗，如7日内症状无改善，见下	减量至600mg/d（分2次服用），如7日内症状无改善，见下
	7日内症状无改善或第2次，第3次出现	中断本品，待缓解至≤1级，减至400mg q.d.	中断本品，待缓解至≤1级，参考如下剂量梯度依次减量600mg/d → 400mg/d → 200mg/d
	第4次出现	永久停药	永久停药
3级：湿性脱皮，溃疡，手足起疱、疼痛导致患者不能工作和正常生活的严重手足不适（减少剂量给药至少28日后，皮肤毒性改善至≤1级，可增加本品1个剂量梯度）	第1次或第2次出现	中断本品治疗直到毒性缓解至0~1级，当重新开始本品治疗时，减少单剂量（400mg）	中断本品，待缓解至≤1级，参考如下剂量梯度依次减量600mg/d → 400mg/d → 200mg/d
	第3次出现	永久停药	永久停药

3. 漏服　不补服。

4. 常见及重点不良反应（表49）

表49　索拉非尼的常见及重点不良反应

名称	总体/%	3/4级/%	处置或备注（剂量调整方案见"服药方法"）
腹泻	22.8~39	2~8	—
脱发	14~25	<1	—
手足皮肤反应	18~44.3	4~10.1	常发生于开始给药的6周内
高血压	12~18.1	1.3~3	①2级无症状：抗高血压治疗，无须调整本品剂量。

名称	总体 / %	3/4 级 / %	处置或备注 （剂量调整方案见"服药方法"）
			②2 级（有症状）、3 级、基线血压正常，收缩压升高 >20mmHg 或 >140/90mmHg：停药 + 抗高血压治疗，待症状缓解且舒张压 <90mmHg 后，按照剂量梯度下调剂量。降压药物无法控制的严重高血压，需考虑永久停药。 ③4 级：永久停药
出血风险↑	—	—	出现需要治疗的出血时，考虑永久停药
心肌缺血 / 梗死	—	—	停药或永久停药（FDA 说明书要求永久停药）
Q-T 间期延长	—	—	慎用，定期监测 Q-Tc 间期和电解质
胃肠道穿孔	—	—	如评估穿孔与肿瘤无关，需永久停药
严重 DILI	—	—	永久停药。判断严重 DILI 的条件包括但不限于：无其他原因 3 级 GPT 升高；GOT 或 GPT>3 × ULN 且胆红素 >2 × ULN
其他需要注意的 ADR：乏力、畏食、感染、充血性心力衰竭、脂肪酶 / 淀粉酶升高、低磷血症、低钾血症			

注：[1] ADR 发生率数据来自临床试验 11213、100554、11849，ADR 分级依照 CTCAE v3.0。

[2] DILI：drug-induced liver injury（药物性肝损伤）。

5. 药物相互作用（表 50）

表 50 索拉非尼的药物相互作用

相互作用药物	相互作用机制	处置方案
CYP3A4 诱导剂	本品经 CYP3A4 代谢，诱导 CYP3A4 活性会降低本品暴露	避免合用
紫杉醇 / 卡铂	与紫杉醇 / 卡铂合用且本品未停药时，本品暴露增加 47%，紫杉醇暴露增加 29%	谨慎合用，紫杉醇 / 卡铂给药前后停用本品 3 日可消除此相互作用

续表

相互作用药物	相互作用机制	处置方案
卡培他滨	本品使卡培他滨暴露增加 15%~50%,5-FU 暴露增加 0~52%	谨慎合用
多柔比星	本品可使多柔比星的 AUC 增加 21%	谨慎合用
伊立替康	本品通过 UGT1A1 代谢,可使同样经 UGT1A1 代谢的伊立替康暴露增加	谨慎合用
多西他赛	本品使多西他赛 AUC 增加 36%~80%	谨慎合用
新霉素	新霉素通过影响本品的肝肠循环导致本品暴露下降,此作用可能与新霉素削弱葡糖醛酸糖苷酶活性有关	谨慎合用

【特殊人群用药】

1. 老年人　无须调整剂量。

2. 儿童　缺乏资料。

3. 育龄妇女及其配偶　妊娠期应避免使用本品,治疗期间和治疗结束至少 2 周内应充分避孕。

4. 哺乳期妇女　停止哺乳。

5. 肝、肾功能异常患者

(1)轻度或中度肝功能不全(Child-Pugh A 或 B 级)患者无须调整剂量。重度肝功能不全(Child-Pugh C 级)患者使用数据缺乏,无推荐剂量。

(2)不需透析的肾功能不全患者无须调整剂量。

(周海燕)

【参考资料】

[1]多吉美说明书(2018 年 11 月 06 日修订)。

[2]美国 FDA Nexavar Label(2020 年 04 月修订)。

主要作用于 BCR-ABL 酪氨酸激酶的药物

达沙替尼 Dasatinib

【简介】

1. 基本信息

商品名:依尼舒、施达赛、Sprycel。

性状:依尼舒,薄膜衣片,除去包衣后显白色或类白色。施达赛,白色至类白色薄膜衣片,除去包衣后显白色或类白色。Sprycel,白色至类白色圆形两面凸起薄膜衣片,一面刻字"BMS",另一面刻有数字。

规格:20mg、50mg 和 70mg。此外,施达赛有 100mg 规格;Sprycel 有 80mg、100mg 和 140mg 规格。

保存:依尼舒,避光,密封,常温(10~30℃)保存。施达赛、Sprycel,15~30℃保存。

辅料:Sprycel,乳糖一水合物、微晶纤维素、交联羧甲基纤维素钠、羟丙纤维素、硬脂酸镁、羟丙甲纤维素、二氧化钛和聚乙二醇。

2. 适应证

(1)治疗对甲磺酸伊马替尼耐药或不耐受的费城染色体阳性(Ph+)慢性髓细胞性白血病(CML)慢性期、加速期和急变期成年患者。

(2)新诊断的 Ph+ CML 慢性期成年患者(FDA 批准)。

(3)先前治疗耐药或不耐受的 Ph+ 急性淋巴细胞白血病(ALL)成年患者(FDA 批准)。

(4)Ph+ CML 慢性期≥1 岁的儿童(FDA 批准)。

(5)新诊断的 Ph+ ALL 的≥1 岁儿童联合化疗治疗(FDA

批准）。

3. 作用机制　本品属于蛋白激酶抑制剂,抑制 BCR-ABL 激酶和 SRC 家族激酶以及其他选择性的致癌激酶,包括 c-KIT、ephrin（EPH）受体激酶和 PDGF-β 受体。本品可克服由下列原因导致的伊马替尼耐药:BCR-ABL 过表达、BCR-ABL 激酶区域突变、激活包括 SRC 家族激酶（LYN, HCK）在内的其他信号通道,以及多药耐药基因过表达。

4. 药动学参数

（1）吸收:口服后 0.5~3 小时（依尼舒）、0.5~6 小时（Sprycel）达峰。25~120mg b.i.d. 剂量下 AUC 增加与剂量增加约呈正比。

（2）分布:表观分布容积 2 505L,血浆蛋白结合率约为 96%。

（3）代谢:主要由 CYP3A4 代谢。

（4）排泄:平均终末半衰期为 5~6 小时（依尼舒）、3~5 小时（Sprycel）。4% 经尿液、85% 经粪便排泄,原型分别占尿液和粪便中剂量的 0.1% 和 19%,其余为代谢产物。单次口服约 89% 的剂量 10 天内清除。

【药学监护】

1. 注意事项

（1）每 100mg 规格的本品片剂辅料中含有 135mg 乳糖一水合物,乳糖不耐受者慎用。

（2）本品可引起肿瘤溶解综合征,用药前应充分补水,纠正尿酸水平。

（3）Q-T 间期（可能）延长的患者慎用,如低钾血症或低镁血症、先天性 Q-T 间期延长、接受累积高剂量蒽环类药物治疗、正在服用抗心律失常药或者其他可能导致 Q-T 间期延长药物的患者。

2. 服药方法

（1）Ph⁺ 慢性期 CML:100mg q.d. 口服。

（2）Ph⁺ 加速期、急变期 CML:70mg b.i.d.,早晚口服（依尼舒、施达赛）。

（3）Ph⁺ 加速期、急变期 CML 和 Ph⁺ ALL 成年患者:140mg q.d.

（Sprycel）。

（4）Ph⁺ CML 慢性期或 Ph⁺ ALL 的≥1 岁儿童:见表 51,至少每隔 3 个月根据体重调整剂量（Sprycel）。

表 51　Ph⁺ CML 慢性期或 Ph⁺ ALL 的
≥1 岁儿童达沙替尼剂量调整方案

体重 /kg	剂量 /mg
<10	不推荐
10~<20	40
20~<30	60
30~<45	70
≥45	100

注:确诊并持续 2 年的 ALL 儿童患者于诱导化疗的第 15 日或之前开始给予本品,不推荐增加剂量。

（5）片剂须整片吞服,食物不影响服药,每日服用时间固定。

（6）剂量递增:如成年 Ph⁺CML 患者未能达到血液学或细胞遗传学缓解,慢性期 CML 患者可增量至 140mg q.d.;进展期（加速期和急变期）CML 患者可增量至 90mg b.i.d.。

（7）成人患者骨髓抑制时剂量调整（表 52）

表 52　成人患者骨髓抑制时达沙替尼剂量调整方案

适应证	减量条件	减量方案
Ph⁺ 慢性 CML	ANC<0.5×10⁹/L 或 血小板 <50×10⁹/L	①停药直至 ANC ≥1.0×10⁹/L 和血小板≥50×10⁹/L。②以初始剂量重新给药。③如血小板 <25×10⁹/L 或再次 ANC<0.5×10⁹/L 并持续 >7 天,重复第一步并减量至 80mg q.d.。④如第 3 次发生不良反应,建议依尼舒、施达赛停药,建议 Sprycel 减量至 50mg q.d.（新诊断患者）或者停药（已经对伊马替尼耐药或不耐受）

续表

适应证	减量条件	减量方案
Ph$^+$加速期和急变期 CML	ANC<0.5×10^9/L 或 血小板 <10×10^9/L	①检查血细胞减少是否与白血病相关（骨髓穿刺或活检）。 ②如血细胞减少与白血病无关,停药直至 ANC ≥1.0×10^9/L 且血小板≥20×10^9/L,以初始剂量重新给药。 ③如再次血细胞减少,重复第1步并减量至 50mg b.i.d.（第2次事件）或 40mg b.i.d.（第3次事件）。 ④如血细胞减少与白血病相关,则加量至 90mg b.i.d.。 注:此单元格中 b.i.d. 的方案为依尼舒、施达赛建议;SPRYCEL 建议总剂量不变,q.d. 给药

（8）儿童患者剂量调整（Sprycel）（表53）

表53　儿童患者达沙替尼剂量调整方案

初始剂量	第一次减量至	第二次减量至
40mg	20mg	目前无推荐剂量
60mg	40mg	20mg
70mg	60mg	50mg
100mg	80mg	70mg

1）Ph$^+$CML 儿童患者出现骨髓抑制:①如血细胞减少持续>3周,检查是否与白血病相关（骨髓穿刺或活检）。②如相关,停药直至 ANC ≥1.0×10^9/L 和血小板≥75×10^9/L,恢复初始剂量或依据表53减量。③如血细胞再次减少,重复骨髓穿刺或活检,并参考表53减量。

2）Ph$^+$CML 儿童患者出现非血液学毒性:①出现2级不良反应且对症治疗无效时停药,待不良反应≤1级后恢复初始剂量。如不良反应再次发生,参考表53减量。②出现3级不良反应时停药,待不良反应≤1级后,参考表53减量。③直接胆红素 >5×ULN 或 GOT/GPT>15×ULN 时停药,待不良反应≤1级后恢复初始剂量。如不良反应再次发生,参考表53减量。

3. 漏服　漏服一剂不补服。

4. 常见及重点不良反应(表54)

表 54　达沙替尼的常见及重点不良反应

名称	总体 /%	3/4 级 /%	处置或备注
ANC ↓	—	52.5~88.0	停药,减量,输注血小板或红细胞,使用造血生长因子。通常是可逆的。详见"服药方法"
PLT ↓	—	61.0~89.2	
胃肠道出血	4.0~13.5	4.0~10.8	停药,输血;多与血小板减少有关
体液潴留	15.3~21.6	0~16.2	利尿,短期激素治疗;胸腔积液最常见停药,针对胸腔积液可进行穿刺与吸氧
腹泻	6.8~20.0	1.7~8.0	—
肺动脉高压	19.86	3.41	永久停药
Q-T 间期延长	<1	—	—
心脏不良反应	—	—	暂停给药或剂量下调,应定期监测继续治疗的患者;常在给药2周后发生
眩晕或视物模糊	—	—	驾车或操作机器时应谨慎
严重皮肤反应	—	—	永久停药,例如 Stevens-Johnson 综合征和多形性红斑

注:ADR 发生率数据来在中国进行的一项开放、单臂、多中心研究的临床试验。

5. 药物相互作用（表55）

表55　达沙替尼的药物相互作用

相互作用药物	相互作用机制	处置方案
CYP3A4 强抑制剂	本品主要经 CYP3A4 代谢	建议更换为对 CYP3A4 作用小的药物,如必须合用,考虑减量：①140mg q.d. → 40mg q.d.；②100mg（70mg）q.d. → 20mg q.d.；③60mg（40mg）→ 停用本品,停用抑制剂后1周再恢复本品治疗
CYP3A4 强诱导剂		建议更换为对 CYP3A4 作用小的药物,如必须合用,考虑增量（关于增量具体方案,无资料）
H$_2$受体拮抗剂和质子泵抑制剂	抑制胃酸分泌可能降低本品暴露	考虑更换为抗酸药,抗酸药和本品给药间隔应≥2小时
抗酸药	本品溶解度依赖于 pH	抗酸药和本品给药间隔应≥2小时
治疗指数较窄的 CYP3A4 底物	本品可增加 CYP3A4 底物的暴露	谨慎合用

【特殊人群用药】

1. 老年人　无须调整剂量,对年龄≥65 岁患者应密切监测不良反应。

2. 儿童　参考"服药方法",需监测骨骼生长情况。

3. 育龄妇女　需充分避孕,本品不应用于孕妇。

4. 哺乳期妇女　推荐用药期间以及停药后2周内停止哺乳。

5. 肝、肾功能异常患者

（1）肝功能异常时起始剂量不变,但须谨慎。

（2）无肾功能异常时的资料。因本品经肾排泄少（<4%）,故推测肾功能不全不影响本品清除率。

（朱志翔）

【参考资料】

　　［1］美国 FDA Sprycel Label（2018 年 12 月修订）。

　　［2］施达赛说明书（2017 年 06 月 13 日修订）。

　　［3］依尼舒说明书（2013 年 09 月 17 日修订）。

尼洛替尼 Nilotinib

【简介】

1. 基本信息

商品名：达希纳、Tasigna。

性状：内容物为白色至黄色粉末。

规格：50mg（仅 FDA Tasigna 有此规格）、150mg 和 200mg。

保存：达希纳，200mg 规格 30℃以下保存，150mg 规格 25℃以下保存。FDA Tasiga，储于 25℃，可短暂储存于 15~30℃。

辅料：FDA Tasiga，胶囊内容物含有乳糖一水合物、A 型交联聚维酮、波洛沙姆 188、胶体二氧化硅和硬脂酸镁。胶囊壳含有明胶、二氧化钛（E171）、赤铁氧化物（E172）和氧化铁黄（E172）。

2. 适应证

（1）新诊断的费城染色体阳性的慢性髓细胞性白血病（Ph⁺CML）慢性期成年患者或≥1 岁儿童患者（成人适应证被 NMPA 和 FDA 批准，儿童适应证只被 FDA 批准）。

（2）既往治疗（包括伊马替尼）耐药或不耐受的 Ph⁺CML 慢性期或加速期成人患者。

（3）既往 TKI 治疗耐药或不耐受的 Ph⁺CML 慢性期的≥1 岁儿童患者（FDA 批准）。

3. 作用机制
BCR-ABL 是由费城染色体阳性（Ph⁺）干细胞表达的致癌酪氨酸激酶，直接参与慢性髓细胞性白血病（CML）的发病机制。本品通过抑制 BCR-ABL 激酶而发挥抗肿瘤作用。此外，本品也抑制 PDGFR 和 c-KIT 的自身磷酸化。

4. 药动学参数

（1）吸收：口服 3 小时达峰，与食物同服时增加本品生物利用度。全胃切除后生物利用度减少 53%。给药后第 8 日达稳态，600mg b.i.d. 比 400mg b.i.d. 稳态暴露量增加不明显。

（2）分布：血浆蛋白结合率 98%，本品全血 - 血浆比为 0.68，估计分布容积为 174L。

（3）代谢：本品经 CYP3A4（主要）和 CYP2C8（次要）代谢，代谢物无活性。本品为 CYP3A4、CYP2C8、CYP2D6、UGT1A1 和 P-gp 的抑制剂。

（4）排泄：89.9%（FDA Tasigna Label 中为 93%）经粪便排泄，4.5% 经尿液排泄，清除半衰期为 17 小时。

【药学监护】

1. 注意事项

（1）禁用于低钾（镁）血症、长 Q-T 间期综合征的患者，避免合用可能延长 Q-T 间期的药物，开始给药前、给药后 7 日以及之后时间里定期 ECG 检查以监测 Q-T 间期。

（2）本品含有乳糖，乳糖不耐受者慎用。

2. 服药方法

（1）用于新诊断的 Ph$^+$CML 慢性期：300mg b.i.d.。

（2）用于耐药或不耐受的 Ph$^+$CML 慢性期或加速期：400mg b.i.d.。

（3）用于新诊断的、耐药或不耐受的 Ph$^+$CML 慢性期儿童患者：按表 56 剂量给药（美国 FDA Tasigna Label）。

表 56　用于儿童时尼洛替尼的剂量

（230mg/m^2 b.i.d.，单次剂量不超过 400mg）

体表面积 /m^2	单次剂量 /mg	一日剂量 /mg
≤0.32	50	100
0.33~0.54	100	200
0.55~0.76	150	300
0.77~0.97	200	400
0.98~1.19	250	500

续表

体表面积 /m²	单次剂量 /mg	一日剂量 /mg
1.20~1.41	300	600
1.42~1.63	350	700
≥1.64	400	800

（4）终止治疗：表 57 参考自 FDA Tasigna Label，比国内说明书阐述得详细。

表 57 尼洛替尼终止治疗条件

停药条件	新诊断 Ph⁺CML-CP	耐药或不耐受的 Ph⁺CML-CP
本品治疗≥3 年	√	√
至少 MR 4.0 持续 1 年	√	
停药前末次评估获得 MR 4.5	√	
表达 BCR-ABL 转录本（e13a2/b2a2 或 e14a2/b3a2）	√	√
无急性期或急变期病史	√	√
没有治疗缓解后又复发的病史	√	√
伊马替尼只在本品治疗前使用		√
停药前获得 MR4.5 至少 1 年		√

注：MR4.0 指 BCR-ABL/ABL ≤0.01% IS；MR4.5 指 BCR-ABL/ABL ≤0.003 2% IS。

（5）复发后重新治疗

1）新诊断 Ph⁺CML-CP，丧失 MMR 后 4 周内恢复停药前的剂量。每个月监测一次 BVR-ABL 转录水平，直到 MMR 后改为每 12 周监测一次。

2）耐药或不耐受的 Ph⁺CML-CP，连续 2 周丧失 MR4.0 或丧失 MMR，4 周内恢复停药前剂量。每个月监测一次 BVR-ABL 转录水平，直到 MMR 或 MR4.0 后改为每 12 周监测一次。

（6）服用前 2 小时和服用后 1 小时避免饮食。用水完整吞服胶囊，不可打开或咀嚼胶囊。

（7）如吞咽困难,可把胶囊内容物与一茶匙苹果酱混合后立即服用。因临床试验中没有验证其他食物是否对本品药效有影响,所以不建议使用除苹果酱以外的其他食物。

（8）H_2 受体拮抗剂在本品给药前 10 小时和给药后 2 小时给予。胃酸中和剂在本品给药前后 2 小时给予。

3. 漏服　漏服一剂不补服。

4. 常见及重点不良反应（表 58）

表 58　尼洛替尼常见及重点不良反应

名称	总体 /%	3/4 级 /%	处置或备注
Q-T 间期延长	—	4.1[a]	①Q-TcF>480ms,立即检查血钾（镁）或合并用药,及时纠正电解质,排除合并用药影响。②如 2 周内 Q-TcF 恢复 <450ms 且与基线差值 <20ms,恢复初始剂量。如 2 周后,Q-TcF 在 450~480ms,减量至 400mg q.d.（成人）或 230mg/m² q.d.（儿童）。剂量调整后 7 日应检测 ECG。③如 400mg q.d.（成人）或 230mg/m² q.d.（儿童）时再次 Q-TcF>480ms,停药
PLT ↓	18	10~42 44[b]	慢性期成年患者:当 ANC<1.0 × 10⁹/L 和 / 或 PLT<50 × 10⁹/L,停药并监测 CBC,如 2 周内 ANC>1.0 × 10⁹/L 和 / 或 PLT>50 × 10⁹/L,按原剂量给药,否则减量至 400mg q.d.。
ANC ↓	15	12~42 41[b]	耐药或不耐受加速期成年患者:当 ANC<0.5 × 10⁹/L 和 / 或 PLT<10 × 10⁹/L,停药并监测 CBC,如 2 周内 ANC>1.0 × 10⁹/L 和 / 或 PLT>20 × 10⁹/L,按原剂量给药,否则减量至 400mg q.d.。
贫血	8 —	4~27 30[b]	儿童患者:如 2 周内 ANC>1.5 × 10⁹/L 和 / 或 PLT>75 × 10⁹/L,按原剂量给药,否则减量至 230mg/m² q.d.。减量后再次发生不良反应,停药

续表

名称	总体 /%	3/4 级 /%	处置或备注
血清脂肪酶升高	28	9~18	出现≥3级事件时,停药。待好转至≤1级时,成年患者减量至400mg q.d.;儿童患者减量至230mg/m² q.d.。然后每个月或定期监测
胆红素升高	59	4~9 13[b]	成年患者出现≥3级事件,儿童患者出现≥2级事件,停药。待好转至≤1级时,成年患者减量至400mg q.d.;儿童患者减量至230mg/m² q.d.。FDA Tasigna Label建议如儿童患者采用230mg/m² q.d.剂量时再次发生≥3级事件且好转至≤1级时间超过28日,停药
GPT↑	72 —	4 9[b]	出现≥3级事件时,停药。待好转至≤1级时,成年患者减量至400mg q.d.;儿童患者减量至230mg/m² q.d.。然后每个月或定期监测。FDA Tasigna Label建议,如儿童患者230mg/m² q.d.剂量时再次发生≥3级事件且好转至≤1级时间超过28日,停药
GOT↑	47 —	1~3 1[b]	
其他中、重度不良反应	—	—	成年患者:①停药直至不良反应改善。②减量至400mg q.d.。③如当前已经为400mg q.d.,则停药。④酌情考虑恢复初始剂量。 儿童患者:①停药直至不良反应改善。②减量至230mg/m² q.d.。③如当前已经为230mg/m² q.d.,则停药。④酌情考虑恢复初始剂量
其他需要关注的ADR:皮疹、瘙痒、头痛、恶心、呕吐、疲劳、脱发、肌肉疼痛、上腹疼痛、外周水肿			

注:[a]Q-TcF比基线增加超过60ms;[b]儿童患者数据。ADR发生率数据来自Ⅲ期临床试验。

5. 药物相互作用（表59）

表59　尼洛替尼的药物相互作用

相互作用药物	相互作用机制	处置方案
CYP3A4底物	本品是CYP3A4竞争性抑制剂,可使CYP3A4底物暴露增加(如使咪达唑仑暴露量增加30%)	慎用,对CYP3A4底物且治疗窗窄的药物进行适当监测和剂量调整
CYP3A4强抑制剂	本品经CYP3A4代谢,CYP3A4强抑制剂可增加本品暴露达3倍	避免合用,选用对CPY3A4影响小的药物。如果必须合用,考虑将本品减量至300mg q.d.(耐药或不耐受的Ph$^+$CML)或200mg q.d.(新诊断的耐药或不耐受的Ph$^+$CML–CP)
CYP3A4诱导剂	本品经CYP3A4代谢,CYP3A4诱导剂可降低本品血药浓度	避免合用,选用对CPY3A4影响小的药物
可能导致Q-T间期延长的药物	本品可能延长Q-T间期	慎用并密切监测Q-TcF,参考"4.常见及重点不良反应"
质子泵抑制剂	降低本品暴露	避免合用,换用H$_2$受体拮抗剂或胃酸中和药物

【特殊人群用药】

1. 老年人　>65岁时无须调整剂量。

2. 儿童　美国FDA已批准用于儿童,剂量见"服药方法"。已有患儿生长迟缓的报道,且长期使用本品对儿童的影响尚不明确。

3. 育龄妇女及其配偶　终止给药后至少14天内有效避孕。

4. 哺乳期妇女　用药期间和末次给药后2周内不应哺乳。

5. 肝、肾功能异常患者

（1）肝功能异常时剂量调整方案：对转氨酶 >2.5×ULN 或胆红素 >1.5×ULN 的患者，推荐替代疗法，或参考表 60。

表 60　肝功能异常时尼洛替尼剂量调整方案

诊断	基线肝功能	处置
新诊断 Ph$^+$CML-CP	所有级别	初始 200mg b.i.d.，根据耐受性逐渐增量至 300mg b.i.d.
耐药或不耐受的 Ph$^+$CML-CP 或 -AP	轻度或中度肝功能不全	初始 300mg b.i.d.，根据耐受性逐渐增量至 400mg b.i.d.
	重度肝功能不全	初始 200mg b.i.d.，根据耐受性逐渐增量至 300mg b.i.d. 和 400mg b.i.d.

（2）本品及其代谢产物只有少部分经肾排泄，所以预计肾损害患者不会出现总体清除率降低。对肾损害患者，不需要进行剂量调整。

（朱志翔　任夏洋）

【参考资料】

[1] 尼洛替尼说明书（2018 年 05 月 22 日修订）。
[2] 美国 FDA Tasigna Label（2019 年 09 月修订）。

伊马替尼 Imatinib

【简介】

1. 基本信息

商品名：格列卫（Gleevec）、昕维、格尼可、诺利宁。

性状：格列卫、昕维、诺利宁，深黄色至棕黄色双凸薄膜衣片；格尼可，胶囊，内容物为白色至淡黄色粉末或颗粒。

规格：格列卫，100mg、400mg。格尼可，50mg、100mg。昕

维,100mg。诺利宁,100mg。

保存:30℃以下密封保存。

辅料:

(1)格列卫:胶体二氧化硅、交联聚维酮、羟丙甲纤维素、硬脂酸镁和微晶纤维素。片剂包衣含有氧化铁红、氧化铁黄、羟丙甲纤维素、聚乙二醇和滑石。

(2)格尼可:胶体二氧化硅、交联聚维酮、硬脂酸镁、微晶纤维素、明胶空心胶囊。

2. 适应证

(1)用于治疗费城染色体阳性的慢性髓细胞性白血病(Ph⁺ CML)的慢性期、加速期或急变期。

(2)用于治疗不能切除和/或发生转移的恶性胃肠道间质瘤(GIST)的成人患者。

(3)联合化疗治疗新诊断的费城染色体阳性的急性淋巴细胞白血病(Ph⁺ALL)的儿童患者。

(4)用于治疗复发或难治的费城染色体阳性的急性淋巴细胞白血病(Ph⁺ ALL)的成人患者。

(5)用于以下适应证的安全有效性信息主要来自国外研究资料,中国人群数据有限(FDA已批准):

1)用于治疗嗜酸细胞增多综合征(HES)和/或慢性嗜酸性粒细胞白血病(CEL)伴有 FIP1L1–PDGFRα 融合激酶的成年患者。

2)用于治疗骨髓增生异常综合征/骨髓增殖性疾病(MDS/MPD)伴有血小板衍生生长因子受体(*PDGFR*)基因重排的成年患者。

3)用于治疗侵袭性系统性肥大细胞增生症(ASM),无 *D816V c–KIT* 基因突变或未知 *c–KIT* 基因突变的成人患者。

4)用于治疗不能切除,复发的或发生转移的隆突性皮肤纤维肉瘤(DFSP)。

5)用于 KIT(CD117)阳性、GIST 手术切除后具有明显复发风险的成人患者的辅助治疗。极低及低复发风险的患者不应该接受该辅助治疗。

3. 作用机制 本品是一种小分子蛋白酪氨酸激酶抑制

剂,可抑制 BCR-ABL 酪氨酸激酶（TK）以及血小板衍生生长因子（PDGF）受体、干细胞因子（SCF）、c-KIT 受体的酪氨酸激酶。

4. 药动学参数

（1）吸收：平均绝对生物利用度为 98%。在 25~1 000mg 剂量，AUC 与剂量成比例增加。与空腹比较，高脂饮食后吸收率轻微降低（C_{max} 降低 11%，t_{max} 延后 1.5 小时），AUC 减少 7.4%。

（2）分布：蛋白结合率约 95%，分布容积为 4.9L/kg。肾上腺和性腺中摄取水平高，中枢神经系统中摄取水平低。

（3）代谢：本品是 CYP3A4 的底物，也是 CYP3A4、CYP2D6、CYP2C9、CYP2C19 的抑制剂。

（4）排泄：本品消除半衰期为 18 小时，活性代谢物的消除半衰期为 40 小时。7 天内可排泄所给药量的 81%，其中经粪便排泄 68%，尿中排泄 13%。

【药学监护】

1. 注意事项

（1）治疗前应建立肝功能、血常规基线并定期监测。老年患者或有心脏疾病史的患者,应建立左室射血分数（LVEF）基线并定期监测。

（2）使用本品治疗的第 1 个月,宜 1 周查一次血象,第 2 个月每 2 周查一次,以后视需要而定。若发生严重中性粒细胞或血小板减少,应调整剂量。

（3）定期监测体重,关注是否发生水钠潴留。

2. 服药方法

（1）进餐时服用并饮一大杯水,目的是降低胃肠道紊乱风险。

（2）不能吞咽药片的患者,可以将药片分散于不含气体的水或苹果汁中（100mg 片约用 50ml,400mg 约用 200ml）。应搅拌混悬液,一旦药片崩解完全应立即服用。

（3）推荐起始剂量见表 61,成人 400~600mg/d 时,通常每日 1 次;800mg/d 时,应分为早、晚 2 次服用。青少年可每日 1 次或分 2 次服用。

表 61 伊马替尼的推荐起始剂量

适应证	成人	儿童
Ph⁺CML CP	400mg/d,可增至 600mg/d	340mg/(m²·d)(≤12 岁儿童取整至 50mg,否则取整至 100mg)且总量 ≤600mg/d
Ph⁺CML AC 或 BC	600mg/d,可增至 800mg/d	
Ph⁺ALL	600mg/d	340mg/(m²·d)且总量 ≤600mg/d
GIST	400mg/d,可增至 600mg/d 或 800mg/d	—
HES/CEL	100mg/d,可增至 400mg/d	—
ASM	400mg/d	—
ASM(伴嗜酸性粒细胞增多)	100mg/d,可增至 400mg/d	—
MDS/MPD	400mg/d	—
DFSP	400mg/d,可增至 800mg/d	—

（4）剂量调整原则（表 62）

表 62 伊马替尼的剂量调整原则

ADR	处置
严重非血液学 ADR	停药直至 ADR 消失,再根据 ADR 严重程度调整剂量
血液学毒性	
Ph⁺CML AC 或 BC,Ph⁺ALL	①当 ANC<0.5 × 10⁹/L 或 PLT<10 × 10⁹/L,且不是因为白细胞引起,建议剂量减少到 400mg/d 或儿童和青少年 260mg/(m²·d)。 ②如血细胞减少持续 2 周,继续减量至 300mg/d 或儿童和青少年 200mg/(m²·d)。 ③如血细胞减少持续 4 周,应停药,直到 ANC ≥1×10⁹/L 和 PLT<20×10⁹/L,恢复治疗时的剂量为 300mg/d,儿童和青少年 200mg/(m²·d)

续表

ADR	处置
Ph$^+$CML CP 或 GIST	①当 ANC<1×10^9/L 或 PLT<50×10^9/L,建议停药直至 ANC ≥1.5×10^9/L 和 PLT<75×10^9/L 时恢复用药,剂量为 400mg/d 或儿童和青少年 260mg/($m^2 \cdot d$)。 ②如再次出现 ANC<1×10^9/L 或 PLT<50×10^9/L,治疗中断后的重新治疗剂量减至 300mg/d 或儿童和青少年 220mg/($m^2 \cdot d$)
HES/CEL(起始剂量 100mg/d) ASM(起始剂量 100mg/d)	当 ANC<1×10^9/L 或 PLT<50×10^9/L,停药,直至 ANC ≥1.5×10^9/L 和 PLT<75×10^9/L 时恢复用药,可以按原剂量恢复用药
HES/CEL、ASM、MDS/MPD(起始剂量 400mg/d)	①当 ANC<1×10^9/L 或 PLT<50×10^9/L,停药,直至 ANC ≥1.5×10^9/L 和 PLT<75×10^9/L 时恢复用药,可以按原剂量恢复用药。 ②如再次出现 ANC<1×10^9/L 或 PLT<50×10^9/L,治疗中断后的重新治疗剂量减至 300mg/d
DFSP(起始剂量 800mg/d)	①当 ANC<1×10^9/L 或 PLT<50×10^9/L,停药,直至 ANC ≥1.5×10^9/L 和 PLT<75×10^9/L 时恢复用药,恢复剂量为 600mg/d。 ②如再次出现 ANC<1×10^9/L 或 PLT<50×10^9/L,治疗中断后的重新治疗剂量减至 400mg/d

3. 漏服　不再补服。

4. 常见及重点不良反应(表63)

表63　伊马替尼的常见及重点不良反应

名称	总体/%	3/4 级/%	处置或备注
ANC ↓	—	16.7~64	Ph$^+$白血病患者最常见 ADR,ANC 减少和 PLT 减少的中位持续时间为 2~3 周和 2~4 周
PLT ↓	—	8.9~63	
贫血	—	4.4~36	

续表

名称	总体 /%	3/4 级 /%	处置或备注
出血	>10	—	腹痛和胃肠道出血是 GIST 患者最常见消化系统 ADR
腹痛	14	—	
水肿	56	—	眶周水肿最常见
恶心	51	—	—
呕吐	25	—	—
疼痛性肌痉挛	36	—	—
腹泻	25	—	—
皮疹	33	—	大多数皮疹为自限性,对于 Stevens-Johnson 综合征、多形性红斑或 DRESS,需要考虑永久停药
肝毒性	—	—	① 胆红素 >3×ULN 或转氨酶 >5×ULN,停药直到胆红素降至 <1.5×ULN 且转氨酶降至 <2.5×ULN。之后减量继续治疗,成人从 400mg/d 减少至 300mg/d,或从 600mg/d 减少至 400mg/d,或从 800mg/d 减少至 600mg/d;儿童和青少年从 340mg/($m^2 \cdot d$) 减少至 260mg/($m^2 \cdot d$),或从 260mg/($m^2 \cdot d$) 减少至 200mg/($m^2 \cdot d$)。② 常发生于用药的前 2 个月,肝药酶升高发生率 >10%,黄疸、肝炎、高胆红素血症发生率 0.1%~1%
儿童发育迟缓	—	—	此 ADR 相关资料有限
其他需要关注的 ADR:头痛、消化不良、食欲缺乏、体重增加、疲劳			

注:ADR 发生率数据来自格列卫说明书中超过 12 年的使用经验总结。

5. 药物相互作用（表 64）

表 64　伊马替尼的药物相互作用

相互作用药物	相互作用机制	处置方案
CYP3A4 强抑制剂 CYP3A4 诱导剂	本品主要经 CYP3A4 代谢，改变 CYP3A4 活性会影响本品代谢	建议选择可替代的对 CYP3A4 影响小的药物，如果必须合用，需要结合临床考虑是否需要调整剂量
CYP3A4 底物	本品是 CYP3A4 抑制剂	慎用，监测不良反应
CYP2C9 或 CYP2C19 底物	本品是 CYP2C9 及 CYP2C19 抑制剂	若与华法林同时使用，应监测凝血指标
CYP2D6 底物	本品是 CYP2D6 抑制剂	慎用，监测不良反应

【特殊人群用药】

1. 老年人　无须调整。

2. 儿童　≥3 岁以上儿童参见"服药方法"，无 <3 岁儿童用药经验。资料主要来自国外儿童研究数据，中国儿童用药的安全性和有效性数据有限。

3. 育龄妇女及其配偶　仅在预期获益超过潜在风险时，考虑妊娠期间使用本品。建议育龄妇女使用本品期间充分避孕。

4. 哺乳期妇女　本品可分泌至乳汁。正在服用本品的妇女不应哺乳。

5. 肝、肾功能异常患者

（1）轻、中度肝损害患者推荐 400mg/d。重度肝损害患者用药相关数据不全，FDA Gleevec Label 建议当胆红素 ≥3×ULN 或肝转氨酶 ≥5×ULN 时禁用本品，待胆红素 ≤1.5×ULN 且肝转氨酶 ≤2.5×ULN 再恢复用药。

（2）轻度肾损害（CrCl 40~59ml/min），建议剂量 ≤600mg/d；中度肾损害（CrCl 20~39ml/min），建议减量 50%，但剂量 ≤400mg/d，之后根据耐受性考虑增加剂量。重度肾损害者使用经验不足，慎用。临床试验中，曾有 2 例重度肾损害可耐受

100mg/d（此为 FDA Gleevec Label 推荐，国内说明书没有具体推荐）。

（陈　喆　朱志翔）

【参考资料】

［1］格列卫说明书（2017 年 05 月 30 日修订）。

［2］美国 FDA Gleevec Label（2018 年 7 月修订）。

［3］格尼可说明书（2019 年 07 月 19 日修订）。

［4］昕维说明书（2018 年 05 月 31 日修订）。

［5］诺利宁说明书（2017 年 09 月 26 日修订）。

主要作用于多腺苷二磷酸核糖聚合酶的药物

奥拉帕利 Olaparib

【简介】

1. 基本信息

商品名：利普卓、Lynparza。

性状：薄膜衣片，150mg，绿色至绿/灰色，椭圆形，双凸片，一面刻有"OP150"，另一面空白。100mg，黄色至深黄色，椭圆形，双凸片，一面刻有"OP100"，另一面空白。

规格：150mg、100mg。

保存：30℃以下保存。

辅料：未查及。

2. 适应证

（1）用于铂敏感的复发性上皮性卵巢癌、输卵管癌或原发性腹膜癌成人患者在含铂化疗达到完全缓解或部分缓解后的维持治疗。

（2）用于 *BRCA* 突变的晚期上皮性卵巢癌、输卵管癌或原发性腹膜癌成人患者在一线含铂化疗完全缓解或部分缓解后的一线维持治疗（FDA 批准）。

（3）与贝伐珠单抗联合，用于同源重组缺陷（HRD）阳性的晚期上皮性卵巢癌、输卵管癌或原发性腹膜癌成人患者在一线含铂化疗完全缓解或部分缓解后的一线维持治疗，HRD 阳性定义为 *BRCA* 突变和/或基因组不稳定（FDA 批准）。

（4）用于复发性上皮性卵巢癌、输卵管癌或原发性腹膜癌成人患者在含铂化疗达到完全缓解或部分缓解后的维持治疗（FDA 批准）。

（5）用于生殖系 *BRCA* 突变的晚期卵巢癌成人患者在三线及以上化疗后的治疗（FDA 批准）。

（6）用于生殖系 *BRCA* 突变且 HER2 阴性转移性乳腺癌成人患者在经历过新辅助、辅助和病灶转移情况下化疗后的治疗。HR 阳性患者应该已经接受内分泌治疗或者不适合内分泌治疗才可使用本品治疗（FDA 批准）。

（7）用于生殖系 *BRCA* 突变的转移性胰腺癌成人患者在至少 16 周一线含铂化疗无进展后的一线维持治疗（FDA 批准）。

（8）用于同源重组修复（*HRR*）基因突变的转移性前列腺癌成人患者经恩杂鲁胺或阿比特龙治疗进展后的治疗（FDA 批准）。

3. 作用机制　本品是多腺苷二磷酸核糖聚合酶（PARP）抑制剂，通过抑制肿瘤细胞 DNA 修复路径，抑制肿瘤细胞。

4. 药动学参数

（1）吸收：片剂口服 1.5 小时达峰。高脂饮食可使达峰时间延迟 2.5 小时，AUC 不变。

（2）分布：白蛋白结合率 82%，表观分布容积（158 ± 136）L。

（3）代谢：主要经 CYP3A4/5 代谢。

（4）排泄：半衰期 14.9 小时，44% 经尿液排泄，42% 经粪便排泄。

【药学监护】

1. 注意事项

（1）如果曾接受过化疗，需要确定患者血液学不良反应降至 ≤1 级。

（2）用药前建立全血细胞计数（TBC）基线并定期监测。治疗最初的 12 个月内，建议每个月监测 TBC 一次。

（3）应在含铂化疗结束后的 8 周内开始本品治疗，持续治疗直至疾病进展或发生不可接受的毒性反应。

2. 服药方法

（1）口服，300mg，b.i.d.。应整片吞服，不应咀嚼、压碎、溶解或掰断药片。进餐或空腹时均可服用。

（2）根据不良反应情况，按以下梯度减量：300mg b.i.d. → 250mg b.i.d. → 200mg b.i.d.。

3. 漏服 漏服一剂不补服。

4. 常见及重点不良反应（表65）

表65 奥拉帕利的常见及重点不良反应

名称	总体/%	3/4级/%	处置或备注
血红蛋白↓	82~83	8~17	中位时间约为4周，≥3级事件约为7周，建议全血细胞计数基线检测以及随后每个月监测1次
ANC↓	47~51	7	
PLT↓	36~42	2~4	
疲乏	63~66	4~9	——
恶心	71~76	2~3	开始治疗的1个月内常见
呕吐	35~37	2~3	开始治疗的2个月内常见
腹泻	28~33	2	——
血清肌酐增高	44~45	0	——
味觉障碍	27	7	——
食欲缺乏	21~22	0	——
MDS/AML	<1.0	—	永久停药
非感染性肺炎/ILD	<1.0	—	永久停药。警惕新发或恶化的呼吸系统症状
其他需要关注的ADR：头痛、便秘			

注：ADR发生率数据来自临床试验SOLO-2和研究19（D0810C00019）。ADR分级参照CTCAE v4.0。

5. 药物相互作用（表 66）

表 66　奥拉帕利的药物相互作用

相互作用药物和食物	相互作用机制	处置方案
CYP3A 强抑制剂	本品主要经 CYP3A 代谢，影响 CYP3A 代谢的药物可影响本品代谢	避免合用，如必须合用，本品可减量至 100mg b.i.d.
CYP3A 中等抑制剂		避免合用，如必须合用，本品可减量至 150mg b.i.d.
西柚（汁）、酸橙（汁）等含有 CYP3A 抑制剂的食物		避免食用
CYP3A 强诱导剂		避免合用
激素类避孕药	本品是 CYP2C9 诱导剂	避免合用，考虑采取其他非激素避孕药的避孕措施

【特殊人群用药】

1. 老年人　65~75 岁无须调整起始剂量，针对 ≥75 岁患者数据有限，建议谨慎。

2. 儿童　缺乏资料，不推荐使用。

3. 孕妇　动物实验显示本品对胚胎有致畸和致死作用。女性患者治疗期间和末次给药后 6 个月内避孕，男性患者治疗期间和末次给药后 3 个月内避孕，且不能捐献精子。

4. 哺乳期妇女　不确定本品是否经乳汁分泌，建议治疗期间和末次给药后 1 个月内停止哺乳。

5. 肝、肾功能异常患者

（1）轻度肝功能异常（Child-Pugh A 级）时无须调整剂量。无中、重度肝功能异常使用资料，不推荐此类患者使用本品。

（2）轻度肾功能异常（CrCl 51~80ml/min）时无须调整剂量。中度肾功能异常（CrCl 31~50ml/min）患者调整剂量为 200mg b.i.d.。无重度肾功能异常（CrCl ≤30ml/min）患者使用资料,不推荐此类患者使用本品。

(朱志翔)

【参考资料】

[1] 奥拉帕利说明书(2018年08月22日修订)。

[2] 美国FDA Lynparza Label(2020年05月修订)。

尼拉帕利 Niraparib

【简介】

1. 基本信息

商品名:则乐、Zejula。

性状:胶囊剂,内容物为白色至类白色粉末。

规格:100mg。

保存:密封,在25℃以下保存。

辅料:硬脂酸镁、乳糖一水合物。

2. 适应证

(1)本品适用于铂敏感的复发性上皮性卵巢癌、输卵管癌或原发性腹膜癌成人患者在含铂化疗达到完全缓解或部分缓解后的维持治疗。

(2)本品适用于铂敏感的晚期上皮性卵巢癌、输卵管癌或原发性腹膜癌成人患者在含铂化疗达到完全缓解或部分缓解后的维持治疗(FDA批准)。

(3)本品适用于同源重组缺陷(HRD)阳性的晚期上皮性卵巢癌、输卵管癌或原发性腹膜癌成人患者在经历三线及三线以上化疗后的治疗,满足①或②则定义为HRD阳性:①*BRCA*突变;②对含铂化疗敏感后进展>6个月且基因组不稳定(FDA批准)。

3. 作用机制
本品是多腺苷二磷酸核糖聚合酶(PARP)抑制剂,通过抑制肿瘤细胞DNA修复路径,抑制肿瘤细胞。

4. 药动学参数

(1)吸收:口服后3小时内达峰,绝对生物利用度约为

73%。高脂饮食不会显著影响吸收。

（2）分布：血浆蛋白结合率83%，表观分布容积（V_d/F）为（$1\ 220 \pm 1\ 114$）L。30~400mg 日剂量，C_{max} 和 AUC 的升高与剂量成正比。对于 30~400mg 的剂量，每天一次给药，连续 21 天后尼拉帕利暴露的蓄积比约为 2 倍。

（3）代谢：主要通过羧酸酯酶（CE）代谢，代谢产物随后发生葡糖苷酸化。

（4）排泄：平均半衰期（$t_{1/2}$）为 36 小时。约 47.5%（33.4%~60.2%）经尿液排泄，38.8%（28.3%~47.0%）经粪便排泄。

【药学监护】

1. 注意事项

（1）建立全血细胞计数基线，接下来 10 个月的治疗中每个月监测一次，在此之后定期监测。

（2）本品对机械操作能力具有中度影响，应谨慎驾驶或操作机械。

2. 服药方法

（1）300mg q.d.，口服，空腹或与食物同服。每日服药时间应尽可能相同，睡前服用可减轻恶心症状。

（2）应在含铂化疗结束后的 8 周内开始本品治疗。

（3）体重 <58kg 患者，可考虑 200mg 起始剂量。

（4）剂量调整方案（表 67）

表 67　尼拉帕利的剂量调整方案

ADR	调整方案
≥3 级非血液学 ADR（无可用的预防措施、或尽管给予治疗，ADR 持续存在）	首次发生： 停药，不超过 28 日或直至 ADR 缓解。下调至 200mg/d 恢复本品治疗
	第 2 次发生： 停药不超过 28 日直至 ADR 缓解。下调至 100mg/d 恢复本品治疗
100mg/d 剂量，出现治疗相关的 ≥3 级非血液学 ADR 持续超过 28 日	永久停药

续表

ADR	调整方案
需要输血或造血生长因子支持的血液 ADR	PLT ≤10 × 10⁹/L，应考虑输注 PLT。如果存在其他出血风险因素，如合并使用抗凝或抗血小板药物，考虑暂停使用这些药物和 / 或在血小板计数更高的情况下输血。 在下调的剂量下恢复本品治疗
PLT ≤100 × 10⁹/L	首次发生： 停药，不超过 28 日，每周监测 1 次血细胞计数，直至 PLT 恢复至 ≥100 × 10⁹/L。 基于临床评估，在相同剂量或下调剂量恢复本品治疗。 如 PLT ≤75 × 10⁹/L，下调剂量恢复治疗
	第 2 次发生： 停药，不超过 28 日，每周监测 1 次血细胞计数，直至 PLT 恢复至 ≥100 × 10⁹/L。 下调剂量恢复本品治疗。 如 ANC 和 / 或血红蛋白未在 28 日停药期内恢复至可接受水平，或患者已经将剂量下调至 100mg/d，则停用本品
ANC ≤0.1 × 10⁶/L 或血红蛋白 <80g/L	停药，不超过 28 日，每周监测 1 次血细胞计数，直至 ANC 计数恢复至 ≥0.15 × 10⁶/L 或血红蛋白 ≥90g/L。 在下调剂量下恢复治疗。 如 ANC 和 / 或血红蛋白计数未在 28 日停药期内恢复至可接受水平，或患者已经将剂量下调至 100mg/d，则停用本品
确诊为骨髓增生异常综合征（MDS）或急性髓细胞性白血病（AML）	永久停药

3. 漏服　漏服或服药后呕吐,不再补服。

4. 常见及重点不良反应（表 68）

表 68　尼拉帕利的常见及重点不良反应

名称	总体 / %	3/4 级 / %	处置或备注
PLT ↓	61	29	中位发生时间为 22~23 日
贫血	50	25	中位发生时间为 42~85 日,中位持续时间为 8~63 日
ANC ↓	30	20	中位发生时间 27~29 日,中位持续时间 13~26 日
WBC ↓	17	5	—
恶心	74	35	—
便秘	40	20	—
呕吐	34	16	—
食欲减退	25	15	—
头痛	26	11	—
高血压	20	9	—
皮疹	21	0.5	—
GOT/GPT 升高	28~36	1	—
MDS/AML	1.4	—	永久停药
其他需要关注的 ADR:心悸、腹痛 / 腹胀、黏膜炎、腹泻、消化不良、口干、疲乏 / 虚弱、泌尿道感染、肌痛、背痛、关节痛、头晕、味觉障碍、失眠、鼻咽炎、呼吸困难、咳嗽			

注:ADR 发生率数据来自临床试验 NOVA,ADR 分级依照 CTCAE v4.02。

5. 药物相互作用　尚未对本品进行正式的药物相互作用研究。体外研究显示,本品是 CYP1A2 和乳腺癌抗性蛋白（BCRP）的弱抑制剂。本品是体内羧酸酯酶（CE）、UDP- 葡糖醛酸基转移酶（UGT）、P-gp 和 BCRP 的底物。

【特殊人群用药】

1. 老年人 ≥65 岁无须调整剂量,但 ≥75 岁的患者临床资料有限。

2. 儿童 缺乏资料。

3. 育龄妇女及其配偶 用药期间和末次给药后 6 个月内充分避孕。

4. 哺乳期妇女 用药期间和末次给药后 1 个月内禁止哺乳。

5. 肝、肾功能不全患者

(1)轻度、重度肝功能不全患者无须调整剂量。重度肝功能不全患者数据缺乏,此类患者慎用。

(2)轻度、重度肾功能不全患者无须调整剂量。重度肾功能不全患者数据缺乏,此类患者慎用。

(朱志翔)

【参考资料】

[1] 则乐说明书(2019 年 12 月 26 日修订)。

[2] 美国 FDA Zejula Label(2020 年 04 月修订)。

其他类型药物

阿比特龙 Abiraterone

【简介】

1. 基本信息

商品名：泽珂、Zytiga（国内 3 家仿制药的性状等基本信息与原研药相同，不再分别列出）。

性状：白色或类白色片剂。

规格：250mg。

保存：储存于 15~30℃。

辅料：乳糖一水合物、交联羧甲基纤维素钠、聚维酮（K29/K32）、十二烷基硫酸钠、微晶纤维素、胶体二氧化硅和硬脂酸镁。

2. 适应证

（1）本品与泼尼松合用，治疗转移性去势抵抗性前列腺癌（mCRPC）。

（2）本品与泼尼松联用，治疗新诊断的高危转移性内分泌治疗敏感性前列腺癌（mHSPC），包括未接受过内分泌治疗或接受内分泌治疗最长不超过 3 个月。

3. 作用机制 17α- 羟化酶 /C17, 20- 裂解酶（CYP17）在睾丸、肾上腺和前列腺肿瘤组织中表达，是雄激素生物合成所必需的酶。本品通过抑制 CYP17 降低雄激素水平，治疗雄激素敏感性前列腺癌。

4. 药动学参数

（1）吸收：本品中位达峰时间 2 小时。本品与食物同服可能导致暴露性升高且易变。与低脂餐（7% 脂肪）同服时，C_{max}

和 AUC 分别增加至 7 倍和 5 倍左右；与高脂餐（57% 脂肪）同服时，分别增加至 17 倍和 10 倍左右。

（2）分布：本品与人血浆蛋白、白蛋白和 α_1- 酸性糖蛋白结合 >99%，表观分布容积（19 669 ± 13 358）L。

（3）代谢：被 CYP3A4 和 SULT2A1 酶代谢成无活性的 N- 氧化硫酸阿比特龙。

（4）排泄：终末半衰期（12 ± 5）小时，88% 经粪便排泄，5% 经尿液排泄。

【药学监护】

1. 注意事项

（1）严重肝损害患者（Child-Pugh C 级）禁用。

（2）本品不适用于女性。

（3）本品片剂含有乳糖，乳糖不耐受者慎用。

（4）1g（4 片）本品含 Na^+ 离子 1.18mmol（27.2mg），限钠者需谨慎。

（5）治疗前建立血清转氨酶、血压、血清电解质和 Q-T 间期基线并定期监测。转氨酶、血压和体液潴留在治疗前 3 个月每 2 周检测一次，此后每个月检测一次。

（6）用药期间应维持血钾水平 ≥4.0mmol/L。

2. 服药方法

（1）与泼尼松联用治疗 mCRPC 或 mHSPC：本品口服 1 000mg，q.d.，泼尼松口服 5mg，b.i.d.。

（2）接受本品治疗的患者还应同时接受促性腺激素释放激素类似物（GnRHa）治疗或应进行双侧睾丸切除术。

（3）空腹服用，服药之前至少 2 小时、之后至少 1 小时不得进食。服药时需伴水整片吞服，不可掰碎或咀嚼本品。

（4）剂量调整通用原则：发生 ≥3 级 ADR 时应停药，直至缓解至 1 级或基线水平再恢复治疗。

3. 漏服　不补服。

4. 常见及重点不良反应（表 69）

表 69 阿比特龙的常见及重点不良反应

名称	总体 / %	3/4 级 / %	处置或备注
高血压	22~37	3.9~20	至少每个月监测 1 次
水肿	25	0.4	
低钾血症	17~30	2.8~9.6	监测血钾，维持血钾≥4mmol/L
泌尿系感染	7.0	1.0	—
肝毒性 GPT 增高 GOT 增高	16~42 15~37	5.5~6.1 3.1~4.4	①GPT 和 / 或 GOT>5×ULN 或总胆红素 >3×ULN：停药，肝功能恢复到基线水平或 GOT 和 GPT ≤25×ULN 且总胆红素≤15×ULN 后，开始 750mg q.d.。②750mg q.d. 后再次发生肝毒性：停药，肝功能恢复到基线水平或 GOT 和 GPT ≤2.5×ULN 且总胆红素≤1.5×ULN 后，开始 500mg q.d.。③500mg q.d. 后再次发生肝毒性，停药，若无胆管梗阻或其他导致 GPT 和总胆红素同时升高的原因，当患者出现 GPT>3×ULN 伴随总胆红素 >2×ULN 时，永久停药

注：ADR 发生率数据来自临床试验 COU-AA-302 和 212082PCR 3011。ADR 分级参考 CTCAE v4.0。

5. 药物相互作用（表 70）

表 70 阿比特龙的药物相互作用

相互作用药物	相互作用机制	处置方案
CYP3A4 强诱导剂	本品是 CYP3A4 的底物，CYP3A4 强诱导剂可降低本品暴露量（利福平降低 55%）	避免合用。必须合用时增加本品给药频率至 1 000mg b.i.d.
治疗窗窄的 CYP2D6 底物	本品抑制 CYP2D6	避免合用，或考虑降低 CYP2D6 底物剂量
治疗窗窄的 CYP2C8 底物	本品抑制 CYP2C8	谨慎合用，监测 CYP2C8 底物的不良反应

续表

相互作用药物	相互作用机制	处置方案
延长 Q-T 间期的药物	去势治疗也可延长 Q-T 间期	谨慎合用,特别是合并低钾血症时
螺内酯	可与雄激素受体结合并可能增加前列腺特异性抗原(PSA)水平	不推荐合用
二氯化镭	增加骨折和死亡风险	本品和泼尼松 / 泼尼松龙联用时,不推荐再合用二氯化镭

【特殊人群用药】

1. 老年人 无须调整剂量。

2. 儿童 缺乏资料。

3. 育龄妇女及其配偶 本品不适用于女性,妊娠期或可能妊娠妇女禁用,男性在服药期间和末次给药后 3 周内充分避孕。

4. 哺乳期妇女 本品不适用于女性,尚不确定是否经乳汁分泌。

5. 肝、肾功能异常患者

(1)肝功能异常剂量调整(表 71)

表 71 肝功能异常时阿比特龙剂量调整方案

肝损害等级	剂量
轻度(Child-Pugh A 级)	不用调整
中度(Child-Pugh B 级)	250mg q.d.。在开始治疗前、第 1 个月每周、随后 2 个月每 2 周,以及之后每个月,监测 GPT、GOT 和胆红素。如果 GPT 和 / 或 GOT 升高 >5×ULN,或者总胆红素升高 >3×ULN,需永久停药
重度(Child-Pugh C 级)	禁用

(2)轻度、中度肾功能损害患者无须调整剂量,针对重度肾功能损害患者数据有限,建议慎用。

(任夏洋 朱志翔)

【参考资料】

醋酸阿比特龙片（泽珂）说明书（2019 年 03 月 06 日修订）。

来那度胺 Lenalidomide

【简介】

1. 基本信息

商品名：瑞复美、立生、齐普怡、安显、Revlimid。

性状：

（1）瑞复美：硬胶囊，内容物为白色至类白色粉末。5mg：白色胶囊，印有"REV 5mg"字样。10mg：蓝绿色/浅黄色胶囊，印有"REV 10mg"字样。15mg：浅蓝色/白色胶囊，印有"REV 15mg"字样。25mg：白色胶囊，印有"REV 25mg"字样。

（2）立生：硬胶囊，内容物为白色至类白色粉末。

（3）齐普怡：胶囊，内容物为白色或类白色粉末。

（4）安显：胶囊，内容物为白色或类白色粉末。

（5）Revlimid：2.5mg，白色/蓝绿色胶囊，印有"REV 2.5mg"字样，其他与瑞复美相同。

规格：①瑞复美，5mg、10mg、15mg、25mg。②立生，5mg、10mg、25mg。③齐普怡，25mg。④安显，25mg。⑤Revlimid，2.5mg、5mg、10mg、15mg 和 25mg。

保存：瑞复美、齐普怡、安显，密封，常温（10~30℃）保存。立生，遮光，密封保存。Revlimid，20~25℃，短期可 15~30℃保存。

辅料：Revlimid，无水乳糖、微晶纤维素、交联羧甲基纤维素钠和硬脂酸镁。

2. 适应证

（1）本品与地塞米松合用，治疗曾接受过至少一种疗法的多发性骨髓瘤（MM）成年患者（瑞复美、齐普怡、安显、立生）。

（2）本品与地塞米松合用，治疗此前未经治疗且不适合接受移植的 MM 成年患者（齐普怡、安显）。

（3）与地塞米松合用治疗 MM 成年患者（Revlimid，FDA 批准）。

（4）MM 成年患者自体造血干细胞移植后的维持治疗（Revlimid，FDA 批准）。

（5）治疗与 5q 染色体缺失（伴或不伴其他细胞遗传学异常）相关的低危或 I 度中危的骨髓增生异常综合征（MDS）引起的输血依赖性贫血（Revlimid，FDA 批准）。

（6）治疗先前接受两种治疗（其中一种包括使用硼替佐米）后仍复发或进展的套细胞淋巴瘤的成年患者（Revlimid，FDA 批准）。

（7）与利妥昔单抗联用，治疗先前接受过治疗的滤泡淋巴瘤、边缘区淋巴瘤的成年患者（Revlimid，FDA 批准）。

3. 作用机制　本品为沙利度胺类似物，可抑制某些造血系统肿瘤细胞（包括 MM 浆细胞和 5q 染色体缺失的肿瘤细胞）；提高 T 细胞和自然杀伤细胞介导的免疫功能，增加自然杀伤 T 细胞的数量；通过阻止内皮细胞的迁移和黏附以及阻止微血管形成来抑制血管生成；通过 CD34$^+$ 造血干细胞增加胎儿血红蛋白的生成，抑制由单核细胞产生的促炎细胞因子（如 TNF-α 和 IL-6）的生成。

4. 药动学参数

（1）吸收：空腹口服后 0.5~1.5 小时达峰。C_{max} 和 AUC 均随剂量增加而呈比例增加。多剂量给药无明显药物蓄积。高脂和高热量食物会降低吸收程度，使 AUC 下降 20%，C_{max} 下降 50%。

（2）分布：MM 患者和健康受试者的血浆蛋白结合率分别为 23% 和 29%。

（3）代谢：本品不是肝脏代谢酶底物，很少被代谢。

（4）排泄：主要经尿液排泄。肾脏排泄占总清除率的 90%，4% 通过粪便排泄。本品肾清除率超过了肾小球滤过率，提示存在主动分泌。在 5~25mg/d 剂量下，健康受试者血浆半衰期约为 3 小时；MM、MDS 和 MCL 患者为 3~5 小时。

【药学监护】

1. 注意事项

（1）ANC<1.0×10^9/L 或 PLT<50×10^9/L，不得开始治疗。

（2）妊娠期间或可能妊娠者禁用。

（3）既往使用沙利度胺发生过4级皮疹的患者应避免使用本品。

（4）本品与地塞米松治疗的MM患者出现深静脉血栓形成（DVT）、肺栓塞（PE）、心肌梗死和卒中的风险显著升高。应进行血栓预防，告知患者出现症状（如气短、胸痛、手臂或大腿肿胀）应立即就医。

（5）长期应用会增加第二肿瘤的风险。

2. 服药方法

（1）每日大致相同时间用水送服完整胶囊，不可打开、破坏和咀嚼胶囊。食物不影响服药。

（2）治疗MM的起始剂量（表72）

表72 来那度胺治疗 MM 的起始剂量

患者情况	来那度胺，口服	地塞米松，口服
常规起始剂量	28d 周期，d1~d21，25mg/d	28d 周期，d1、8、15、22，40mg/d
调整起始剂量	—	—
年龄 >75 岁	—	28d 周期，d1、8、15、22，20mg/d
CrCl 30~60ml/min	28d 周期，d1~d21，10mg/d	—
CrCl <30ml/min，无须透析	28d 周期，d1~d21 隔日，15mg/d	—
CrCl <30ml/min，需要透析	28d 周期，d1~d21，5mg/d，透析日，透析接受后给药	—

（3）治疗MM的剂量调整方案：根据起始剂量水平，逐步下调剂量。因血液学毒性下调剂量的，骨髓功能恢复后可考虑依照表73中剂量调整梯度水平上调剂量。患者肾功能好转，可考虑依照表72上调剂量。

（4）Auto-HSCT后MM成年患者的维持治疗（FDA批准）：待 ANC ≥1.0×10^9/L 和 / 或 PLT ≥75×10^9/L 后，开始 Auto-HSCT 后的维持治疗。起始剂量见表78，28d 周期，d1~d28。3 周期后如可耐受，增加至 15mg/d。剂量调整方案见表74。

表73　来那度胺治疗 MM 的剂量调整方案

剂量调整梯度水平	来那度胺 25mg → 20mg → 15mg → 10mg → 5mg[b]
剂量调整条件	调整方案
PLT 首次 <25 × 10^9/L[a]	本周期停药,下一周期降低一个剂量水平
此后每当 PLT<25 × 10^9/L[a]	本周期停药,下一周期降至更低剂量水平
ANC<0.5 × 10^9/L 或发热 ≥38.5 ℃ 且 ANC< 1.0 × 10^9/L[c]	每周检查 CBC,如事件发生在本周期前 15d 且得到改善,则停药 7d 后可恢复 q.d. 给药;如该事件发生在本周期 15d 之后,则本周期余下日期停药。 下一周期首日如 ANC 下降是唯一剂量限制毒性且继续 G-CSF 治疗,则本品剂量可不调整。否则,按降低一个剂量水平
此后每当 ANC<0.5 × 10^9/L	本周期停药,下一周期降至更低剂量水平
其他 3/4 级不良反应	如事件发生在本周期前 15d 且得到改善,则停药 7d 后可恢复 q.d. 给药;如该事件发生在本周期 15d 之后,则本周期余下日期停药。 下一周期如可继续治疗,降低一个剂量水平

注:[a] FDA Revlimid Label 中,此处的剂量调整条件为 PLT<30 × 10^9/L。

[b] FDA Revlimid Label 中,最低可下调至 2.5mg。

[c] FDA Revlimid Label 中,此处的剂量调整条件为 ANC<1.0 × 10^9/L。

表74　Auto-HSCT 后 MM 成年患者的维持

治疗时来那度胺剂量调整方案

剂量调整梯度水平	来那度胺 15mg → 10mg → 5mg → 2.5mg
剂量调整条件	调整方案
PLT 首次 <30 × 10^9/L PLT 恢复 >30 × 10^9/L	本周期停药,每周检查 CBC 降低一个剂量继续治疗
5mg/d 时 PLT 再次 <30 × 10^9/L PLT 恢复 >30 × 10^9/L	本周期停药,不可将 d1~d21 的剂量减至 <5mg/d 28d 周期的 d1~d21,5mg/d,不可将剂量减至 <5mg/d

ANC<0.5 × 10⁹/L	本周期停药，每周检查 CBC
ANC 恢复 >0.5 × 10⁹/L	降低一个剂量继续治疗
5mg/d 时 ANC 再次 <0.5 × 10⁹/L	本周期停药，不可将 d1~d21 的剂量减至 <5mg/d
ANC 恢复 >0.5 × 10⁹/L	28d 周期的 d1~d21，5mg/d，不可将剂量减至 <5mg/d

（5）治疗 MDS 的给药方案（FDA 批准）：起始剂量见表 78，剂量调整见表 75。需要注意的是，《骨髓增生异常综合征中国诊断与治疗指南（2019 年版）》中指出有下列情况者不建议使用来那度胺：①骨髓原始细胞比例 >5%；②复杂染色体核型；③IPSS– 中危 –2 或高危组；④TP53 基因突变。

表 75　治疗 MDS 时来那度胺的剂量调整方案

时间	基线	血细胞计数	剂量调整
10mg/d 前 4 周	PLT ≥100 × 10⁹/L	PLT<50 × 10⁹/L	停药
		PLT ≥50 × 10⁹/L	恢复 5mg/d
	PLT<100 × 10⁹/L	PLT ≤50% × 基线	停药
		PLT>50 × 10⁹/L（基线 ≥60 × 10⁹/L）	恢复 5mg/d
		PLT>30 × 10⁹/L（基线 <60 × 10⁹/L）	
	ANC ≥1.0 × 10⁹/L	ANC<0.75 × 10⁹/L	停药
		ANC ≥1.0 × 10⁹/L	恢复 5mg/d
	ANC<1.0 × 10⁹/L	ANC<0.5 × 10⁹/L	停药
		ANC ≥0.5 × 10⁹/L	恢复 5mg/d
10mg/d 4 周后		PLT<30 × 10⁹/L 或输注血小板后仍然 <50 × 10⁹/L	停药
		PLT ≥30 × 10⁹/L 且无凝血障碍	恢复 5mg/dᵃ
		ANC<0.5 × 10⁹/L 且持续 >7d 或 T ≥38.5℃	停药
		ANC ≥0.5 × 10⁹/L	恢复 5mg/dᵃ

注：ᵃ 如当前已经下调至 5mg/d，则继续下调至 2.5mg/d。

（6）治疗 MCL 的给药方案（FDA 批准）：起始剂量见表 78，28d 周期的 d1~d21，剂量调整见表 76。

表 76　治疗 MCL 时来那度胺的剂量调整方案

剂量调整梯度水平	来那度胺 25mg → 20mg → 15mg → 10mg → 5mg
剂量调整条件	调整方案
PLT<50 × 10^9/L PLT 恢复≥50 × 10^9/L	本周期停药，每周检查 CBC 降低一个剂量继续治疗
ANC<1.0 × 10^9/L 且持续 >7d 或 T≥38.5℃，或 ANC<0.5 × 10^9/L	本周期停药，每周检查 CBC
ANC 恢复≥1.0 × 10^9/L	降低一个剂量继续治疗

（7）治疗 FL 或 MZL 的给药方案（FDA 批准）：本品起始剂量见表 78，28d 周期的 d1~d21，与利妥昔单抗合用，最长 12 周期。剂量调整见表 77。

表 77　治疗 FL 或 MZL 时来那度胺的剂量调整方案

剂量调整梯度水平	来那度胺 20mg → 15mg → 10mg → 5mg（2.5mg）
剂量调整条件	调整方案
PLT<50 × 10^9/L PLT 恢复≥50 × 10^9/L	本周期停药，每周检查 CBC 降低一个剂量继续治疗（起始剂量 20mg 时最低降至 5mg/d，起始剂量 10mg 时最低降至 2.5mg/d）
ANC<1.0 × 10^9/L 且持续 >7d 或 T≥38.5℃，或 ANC<0.5 × 10^9/L	本周期停药，每周检查 CBC
ANC 恢复≥1.0 × 10^9/L	降低一个剂量继续治疗（起始剂量 20mg 时最低降至 5mg/d，起始剂量 10mg 时最低降至 2.5mg/d）

（8）治疗 MCL、FL、MZL、Auto-HSCT 后 MM 和 MDS，肾功能不全时的初始剂量，见表 78。

3. 漏服　错过规定时间 <12 小时可补服，否则不再补服。

表 78　治疗 MCL、FL、MZL、Auto-HSCT
后 MM 和 MDS 时来那度胺的初始剂量

CrCl/(ml/min)	治疗 MCL	治疗 FL 或 MZL	Auto-HSCT 后 MM 和 MDS
>60	25mg/d	20mg/d	10mg/d
30~60	10mg/d	10mg/d	5mg/d
<30 不需透析	15mg 隔日	5mg/d	2.5mg/d
<30 需要透析	5mg/d,透析后给药	5mg/d,透析后给药	2.5mg/d,透析后给药

4. 常见及重点不良反应（表 79）

表 79　来那度胺的常见及重点不良反应

名称	总体/%	3/4 级/%	处置	备注
ANC↓	35.7	25.1	停药或减量,考虑使用集落刺激因子治疗,详见"服药方法"	前 3 个月每 2 周监测 CBC 1 次,之后每个月 1 次
PLT↓	21.6	14.6		
贫血	60.8	26.1		
腹泻	38.5	3.1	—	—
便秘	40.5	2.0	—	—
疲乏	43.9	6.5	—	—
血栓	9.3	8.2	停药并开始标准抗凝治疗	建议预防性抗凝,并减少风险因素,如吸烟、高血压和高脂血症,血红蛋白 >120g/L 时停用 EPO。中位发生时间 2.8~4.3 个月
皮疹	21.1	—	≥2 级暂时停药	—
肝毒性	—	—	停药	定期监测肝功能
4 级皮疹、SJS、TEN 和 DRESS			永久停药	
其他需要注意的 ADR：发热、恶心、呕吐、肌肉痉挛、背痛、头晕、震颤、上呼吸道感染、低钾血症、低钙血症、低镁血症、脱水、视物模糊				

注：ADR 发生率数据来自临床试验 MM-021、MM-009 和 MM-010, ADR 分级参照 CTCAE v4.03。

5. 药物相互作用（表80）

表80 来那度胺的药物相互作用

相互作用药物	相互作用机制	处置方案
地高辛	本品 10mg/d 使地高辛 C_{max} 和 AUC 升高 14%	监测地高辛血药浓度
他汀类药物（只有齐普怡、安显的说明书中提及）	增加横纹肌溶解的风险	加强监测（尤其治疗的前几周）

【特殊人群用药】

1. 老年人 >75 岁患者地塞米松剂量减至 20mg/d，详见"服药方法"。

2. 儿童 无 <18 岁患者使用的资料，不推荐使用。

3. 育龄妇女及其配偶 妊娠期间禁用。在治疗期间、给药中断期间以及治疗结束后至少 4 周内，都需避孕。

4. 哺乳期妇女 缺乏资料，建议用药期间停止哺乳。

5. 肝、肾功能异常患者

（1）轻度肝功能异常不影响本品代谢，无中、重度肝功能异常时的药动学数据。

（2）需根据肾功能不全程度进行减量，详见"服药方法"。

（贾 贝）

【参考资料】

［1］瑞复美说明书（2018 年 02 月 02 日修订）。

［2］立生说明书（2017 年 11 月 21 日核准）。

［3］齐普怡说明书（2019 年 04 月 25 日核准）。

［4］安显说明书（2019 年 01 月 09 日核准）。

［5］美国 FDA Revlimid Label（2019 年 10 月修订）。

芦可替尼 Ruxolitinib

【简介】

1. 基本信息

商品名：捷恪卫、Jakavi、Jakafi（注：本品在美国的商品名为 Jakafi，在国内的商品名英文为 Jakavi）。

性状：白色至类白色片。

规格：5mg、10mg、15mg、20mg 和 25mg（10mg 和 25mg 规格为 FDA 批准，国内没有此两种规格）。

保存：30℃以下保存。

辅料：微晶纤维素、乳糖、二氧化硅、羟丙纤维素、聚维酮、羧甲淀粉钠（A 型）和硬脂酸镁。

2. 适应证　用于中危或高危的原发性骨髓纤维化（PMF）、真性红细胞增多症继发的骨髓纤维化（PPV-MF）或原发性血小板增多症继发的骨髓纤维化（PET-MF）的成年患者，治疗疾病相关脾大或疾病相关症状。

3. 作用机制　JAK1 和 JAK2 信号转导调节的异常与骨髓增生性恶性肿瘤有关，本品是 JAK1 和 JAK2 的选择性抑制剂，可抑制细胞因子依赖的恶性血液肿瘤细胞模型或表达 JAK2V617 突变蛋白的非细胞因子依赖的 Ba/F3 细胞的 JAK-STAT 信号转导和细胞增殖。

4. 药动学参数

（1）吸收：口服 1 小时达峰，95% 可被吸收。与高脂饮食同时服用，对药物学影响无临床意义（C_{max} 增加 24%，但是 AUC 几乎不变）。

（2）分布：稳态时表观分布容积 53~65L，体外血浆蛋白结合率 97%，大鼠实验显示本品不透过血脑屏障。

（3）代谢：主要由 CYP3A4（>50%）和 CYP2C9 代谢。体外数据表明，本品可能对肠内的 CYP3A4、P-gp 和 BCRP 有抑制作用。

（4）排泄：本品清除半衰期 3 小时，主要通过代谢清除。代谢物 74% 经尿液排泄,22% 经粪便排泄,少于 1% 的药物以原型排泄。

【药学监护】

1. 注意事项

(1)在开始本品治疗前,必须测定全血细胞计数,包括白细胞分类计数。

(2)初次使用本品时应每周监测 1 次全血细胞计数,包括白细胞、血小板和红细胞分类计数,4 周后可每 2~4 周监测一次全血细胞计数,直到本品剂量达到稳定,然后可以根据临床需要进行监测。

2. 服药方法
口服,食物不影响服药。初始剂量根据血小板计数(PLT)而定(表 81)。

表 81 芦可替尼的初始剂量

PLT	推荐起始剂量
>200 × 10^9/L	20mg, b.i.d.
(100~200) × 10^9/L	15mg, b.i.d.
(50~100) × 10^9/L	5mg, b.i.d.

本品治疗骨髓纤维化时的初始剂量和剂量调整方案,说明书中有详细的推荐,总结如下。

(1)初始 PLT ≥100 × 10^9/L 的剂量调整方案:

1)中断治疗:PLT<50 × 10^9/L 或 ANC<0.5 × 10^9/L 时中断治疗。

2)恢复治疗:PLT ≥50 × 10^9/L 且 ANC ≥0.75 × 10^9/L 时可重新给药。

A. 因 PLT 减少中断的,恢复治疗的最大起始剂量见表 82。

B. 因 ANC<0.5 × 10^9/L 中断后恢复治疗的,从比治疗中断的前一周给药最大剂量低 5mg, b.i.d. 的剂量,或从 5mg, q.d. 开始重新给药,以剂量高者为准。

3)减少剂量:治疗中出现 PLT 降低,按表 83 进行减量,以避免中断治疗。

表 82　恢复治疗时芦可替尼的最大起始剂量

当前 PLT	重新开始本品治疗的最大剂量
$\geq 125 \times 10^9/L$	20mg, b.i.d.
$100 \times 10^9 \sim <125 \times 10^9/L$	15mg, b.i.d.
$75 \times 10^9 \sim <100 \times 10^9/L$	10mg, b.i.d.,持续至少 2 周,如可耐受,可升至 15mg, b.i.d.
$50 \times 10^9 \sim <75 \times 10^9/L$	5mg, b.i.d.,持续至少 2 周,如可耐受,可升至 10mg, b.i.d.
$<50 \times 10^9/L$	继续暂停

表 83　血小板计数降低时芦可替尼剂量调整方案

PLT	血小板计数降低时的剂量				
	25mg, b.i.d.	20mg, b.i.d.	15mg, b.i.d.	10mg, b.i.d.	5mg, b.i.d.
	新剂量				
$100 \times 10^9 \sim <125 \times 10^9/L$	20mg, b.i.d.	15mg, b.i.d.	无变化	无变化	无变化
$75 \times 10^9 \sim <100 \times 10^9/L$	10mg, b.i.d.	10mg, b.i.d.	10mg, b.i.d.	无变化	无变化
$50 \times 10^9 \sim <75 \times 10^9/L$	5mg, b.i.d.	5mg, b.i.d.	5mg, b.i.d.	5mg, b.i.d.	无变化
$<50 \times 10^9/L$	暂停治疗				

4)疗效不足增加剂量:满足下列条件的患者,以 5mg, b.i.d. 的增量逐渐将剂量增加,直至最大剂量 25mg, b.i.d.。在治疗最初 4 周之内不应增加剂量,增加频率不得高于每 2 周 1 次。

需要满足的条件:①与治疗前基线相比,未能达到触诊的脾长度缩小 50% 或经计算机断层扫描(CT)或磁共振成像(MRI)测量的脾体积缩小 35%;②第 4 周时 PLT 超过

$125 \times 10^9/L$ 并且血小板计数从未低于 $100 \times 10^9/L$；③ANC 水平超过 $0.75 \times 10^9/L$。

（2）初始 PLT 为 $(50\sim100) \times 10^9/L$ 的剂量调整方案：

1）中断治疗：PLT$<50 \times 10^9/L$ 或 ANC$<0.5 \times 10^9/L$ 时中断治疗。

2）恢复治疗：PLT $\geqslant 35 \times 10^9/L$ 或 ANC $\geqslant 0.75 \times 10^9/L$ 时可重新给药。从比治疗中断的前一周给药最大剂量低 5mg，b.i.d. 的剂量，或从 5mg,q.d. 的剂量开始重新给药，以剂量高者为准。

3）减少剂量：当 PLT$<35 \times 10^9/L$ 时，按表 84 进行减量，以避免中断治疗。

表 84　PLT$<35 \times 10^9/L$ 时芦可替尼的给药方案

PLT	重新开始本品治疗的最大剂量
$25 \times 10^9/L$	中断给药
$25 \times 10^9 \sim <35 \times 10^9/L$，且在之前 4 周内,PLT 下降 <20%	减少剂量 5mg,q.d.；如剂量为 5mg,q.d.,则维持不变
$25 \times 10^9 \sim <35 \times 10^9/L$，且在之前 4 周内,PLT 下降 $\geqslant 20\%$	减少剂量 5mg,b.i.d.；如剂量为 5mg,b.i.d.,则减至 5mg,q.d.；如剂量为 5mg,q.d.,则维持不变

4）疗效不足增加剂量：满足下列条件的患者，以 5mg,b.i.d. 的增量逐渐将剂量增加，直至最大剂量 25mg,b.i.d.。在治疗最初 4 周之内不应增加剂量，增加频率不得高于每 2 周 1 次。

需要全部满足的条件：①PLT $\geqslant 40 \times 10^9/L$；②在之前的 4 周内，血小板计数下降不超过 20%；③ANC$>1 \times 10^9/L$；④在之前的 4 周，未因不良事件或血液学毒性导致减量或中断治疗。

（3）治疗中止：自开始治疗至 6 个月后，脾体积没有缩小且症状没有改善，应中止治疗。

3. 漏服　不补服。

4. 常见及重点不良反应（表 85）

5. 药物相互作用（表 86）

表 85 芦可替尼的常见及重点不良反应

名称	总体 / %	3/4 级 / %	处置或备注
贫血	82.4	42.5	考虑输血治疗。常见于开始治疗的 8~12 周,之后会逐渐恢复达到新的稳定状态,大约比基线低 10g/L
血小板减少	69.8	11.6	常见于开始治疗的 8 周,通常可恢复
中性粒细胞减少	16.6	7.3	常见于开始治疗的 12 周
出血	32.9	4.7	中断治疗,出血事件缓解后,如果导致出血的原因已被控制,可原剂量恢复治疗,如果导致出血的原因仍存在,可考虑以略低的剂量恢复治疗
尿路感染	12.6	1	—
高胆固醇血症	16.9	0	—
头晕 / 头痛	15.3	0.3	—
肝转氨酶升高	27.2	1.3	—

注:ADR 发生率数据来自临床试验 COMFORT-Ⅰ、COMFORT-Ⅱ和 RESPONSE,ADR 分级参照 CTCAE v3.0。

表 86 芦可替尼的药物相互作用

相互作用药物	相互作用机制	处置方案
CYP3A4 强抑制剂 CYP3A4 和 CYP2C9 双重抑制剂(氟康唑等)	本品主要经 CYP3A4 和 CYP2C9 代谢	本品的每日总剂量应当减少约 50%。避免与剂量超过 200mg/d 的氟康唑合用
CYP3A4 诱导剂		使用强效酶诱导剂治疗时,可能需要增加本品剂量,应密切监测患者
经 P- 糖蛋白(P-gp)或乳腺癌耐药蛋白(BCRP)代谢的物质(甲磺酸达比加群酯,环孢素等)	在肠道本品能抑制 P- 糖蛋白和乳腺癌耐药蛋白(BCRP)	给药间隔尽可能长,必要时可监测受影响药物的血药浓度

【特殊人群用药】

1. 老年人 无须调整剂量。

2. 儿童 缺乏资料。

3. 育龄妇女及其配偶 动物研究表明本品有胚胎和胎儿毒性,妊娠期间禁止使用,育龄妇女应采取有效避孕措施。

4. 哺乳期妇女 哺乳期妇女禁用,否则停止母乳喂养。

5. 肝、肾功能异常患者

(1)肝功能异常时剂量调整方案(表87)

表87 肝功能异常时芦可替尼的剂量调整方案

肝功能级别	PLT	建议起始剂量
治疗骨髓纤维化:轻、中和重度肝功能不全	>150 × 10⁹/L	不用调整
	(100~150) × 10⁹/L	10mg, b.i.d.
	(50~100) × 10⁹/L	5mg, q.d.
	<50 × 10⁹/L	建议停用
治疗真性红细胞增多症:轻、中和重度肝功能不全	任何	5mg, q.d.
治疗类固醇难治性急性移植物抗宿主病(GVHD)	①NCI 分级系统轻、中、重度肝功能异常,均无须调整剂量。②3、4 级肝 GVHD,根据毒性反应增加监测频率,考虑 5mg, q.d.	

注:此表格中的调整方案来自 FDA Jakafi Lable,国内捷格卫说明书此项目的表述为"减量约 50%,在开始治疗后的前 6 周至少每 1~2 周监测全血细胞计数"。

(2)肾功能异常时剂量调整方案(表88)

表88 肾功能异常时芦可替尼的剂量调整方案

肾功能不全级别	PLT	建议起始剂量
治疗骨髓纤维化		
中度(CrCl 30~59ml/min)或重度(CrCl 15~29ml/min)	>150 × 10⁹/L	不用调整
	(100~150) × 10⁹/L	10mg, b.i.d.
	(50~100) × 10⁹/L	5mg, q.d.
	<50 × 10⁹/L	建议停用

续表

肾功能不全级别	PLT	建议起始剂量
终末期肾病（CrCl<15ml/min）	（100~200）×10^9/L	透析后 15mg once
	>200×10^9/L	透析后 20mg once
治疗真性红细胞增多症		
中度（CrCl 30~59ml/min）或重度（CrCl 15~29ml/min）	任何	5mg, q.d.
终末期肾病（CrCl<15ml/min）	任何	透析后 10mg once
治疗类固醇难治性急性移植物抗宿主病		
中度（CrCl 30~59ml/min）或重度（CrCl 15~29ml/min）	任何	5mg, q.d.
终末期肾病（CrCl<15ml/min）	任何	透析后 5mg once

注：此表格中的调整方案来自 FDA Jakafi Lable。

（贾　贝　朱志翔）

【参考资料】

［1］芦可替尼说明书（2018 年 09 月 12 日修订）。

［2］美国 FDA Jakafi Lable（2020 年 01 月修订）。

哌柏西利 Palbociclib

【简介】

1. 基本信息

商品名：爱博新、Ibrance。

性状：胶囊剂，内容物为类白色至黄色粉末。片剂，椭圆，淡紫色或者绿色（仅 FDA Ibrance 有片剂剂型）。

规格：75mg、100mg 和 125mg。

保存:室温保存。开封后的药品请保存于原包装瓶内（FDA Ibrance Label 要求 20~25℃保存,可短暂保存于 15~30℃）。

辅料:微晶纤维素、单水乳糖、羧甲淀粉钠、胶体二氧化硅和硬脂酸镁。

2. 适应证

（1）用于激素受体（HR）阳性、人表皮生长因子受体 2（HER2）阴性的局部晚期或转移性乳腺癌,应与芳香化酶抑制剂联合使用,作为绝经后女性患者的初始内分泌治疗。

（2）用于激素受体（HR）阳性、人表皮生长因子受体 2（HER2）阴性的局部晚期或转移性乳腺癌,可与芳香化酶抑制剂联合使用,作为绝经后女性或男性患者的初始内分泌治疗,也可与氟维司群联用于内分泌治疗后疾病进展的患者（FDA批准）。

3. 作用机制　本品是细胞周期蛋白依赖性激酶（CDK）4 和 6 的抑制剂,可通过阻滞细胞从 G_1 期进入 S 期,从而减少雌激素受体（ER）阳性乳腺癌细胞系的细胞增殖。与药物各自单用相比,本品与雌激素拮抗剂联用可对肿瘤生长产生更强的抑制作用。

4. 药动学参数

（1）吸收:口服 6~12 小时达峰。平均绝对生物利用度为 46%。在 25~225mg 剂量时, AUC 和 C_{max} 随剂量成比例增加。q.d. 给药 8 天内达到稳态。q.d. 给药可出现蓄积,中位蓄积比为 2.4（1.5~4.2）。与食物同服增加 AUC 和 C_{max},并可降低个体间的吸收差异。

（2）分布:白蛋白结合率 85%（无浓度依赖性）。在体内,人体血浆中哌柏西利的平均游离分数（fu）随肝功能恶化程度逐渐增加。在体内,随肾功能恶化,人体血浆中哌柏西利的平均 fu 无明显变化趋势。几何表观分布容积 2 583L（CV 为 26%）。

（3）代谢:本品主要经肝代谢,主要经 CYP3A 和 SULT2A1 代谢。

（4）排泄:本品几何平均表观口服清除率（CL/F）为 63L/h,平均血浆消除半衰期为 28.8 小时。74%（原型占 2%）经粪便排泄,17%（原型占 7%）经尿液排泄。

【药学监护】

1. 注意事项

（1）本品含乳糖。乳糖不耐受者不得服用本品。

（2）治疗前、每个周期开始、前2个周期d15以及有临床指征时应监测CBC，如不良反应轻可适当延长监测间隔。当ANC $\geq 1 \times 10^9$/L且PLT $\geq 50 \times 10^9$/L时才可使用本品。

2. 服药方法

（1）口服125mg q.d.，28d周期，d1~d21用药。

（2）本品整粒吞服，不应咀嚼、压碎、溶解或打开胶囊／片剂。应与食物同服，每日服药时间应大致相同。

（3）与来曲唑联用时的剂量：口服2.5mg q.d.。

（4）与氟维司群联用时的剂量：500mg，d1、d5和d29，之后每个月给药1次。绝经前或围绝经期妇女联用本品和氟维司群时，应给予促黄体素释放素（LHRH）激动药。

（5）剂量调整，调整梯度125mg → 100mg → 75mg →停药（表89）。

表89　哌柏西利的剂量调整方案

CTCAE v4.0	血液学毒性级别	非血液学毒性级别
1或2级	无须调整	无须调整
3级	①在d1：停药直至恢复≤2级，1周内复查CBC，如≤2级则以相同剂量开始下一周期 ②前2个周期的d15：继续当前剂量直至周期结束，在d22监测CBC，如结果为4级，则参见下面4级事件调整指南。 ③如3级ANC减少恢复>1周或在后续治疗周期d1复发，考虑减量	所有≥3级的不良反应：停药直至≤1级或≤2级（认为对患者无安全风险），降低一个剂量梯度重新开始治疗
3级 ANC↓ +T ≥38.5℃和／或感染	停药直至恢复≤2级，降低一个剂量梯度重新开始治疗	
4级		

3. 漏服 漏服一剂或者服药后呕吐,不再补服。

4. 常见及重点不良反应(表90)

表90 哌柏西利的常见及重点不良反应

名称	总体 / %	3/4 级 / %	处置或备注
ANC ↓	80.6	65.4	首次 ANC ↓ 中位时间为 15 天,≥3 级 ANC ↓ 的中位持续时间为 7 天
WBC ↓	45.2	26.7	—
贫血	27.6	4.6	—
PLT ↓	19.0	1.9	—
GOT ↑	8.6	2.5	—
疲乏	39.2	2.5	—
感染	54.7	5.2	本品骨髓抑制作用导致感染易发,及时处理骨髓抑制不良反应,密切监测感染症状,及时治疗感染
间质性肺疾病	1	0.1	重度患者永久停药
其他需要关注的 ADR:恶心、口腔炎、脱发和腹泻			

注:ADR 发生率数据来自临床试验 PALOMA-1(A5481003)、PALOMA-2(A5481008)和 PALOMA-3(A5481023),ADR 分级依照 CTCAE v4.0。

5. 药物相互作用(表91)

表91 哌柏西利的药物相互作用

相互作用药物	相互作用机制	处置方案
CYP3A 强抑制剂	本品主要经 CYP3A 代谢,改变 CYP3A 活性可影响本品代谢	替换为对 CYP3A 抑制作用小的药物。如必须合用,本品减至 75mg q.d.。停止合用后,在抑制剂的 3~5 个半衰期后恢复本品剂量
CYP3A 强效诱导剂		避免合用

续表

相互作用药物	相互作用机制	处置方案
治疗指数窄的 CYP3A4 底物	本品是弱的时间依赖性 CYP3A 抑制剂,可增加 CYP3A 底物的暴露	考虑降低 CYP3A4 底物的剂量
PPI	空腹时,PPI 可使本品 AUC 和 C_{max} 下降 62% 和 80%	保证本品随餐服用,可降低 PPI 对其暴露的影响

【特殊人群用药】

1. 老年人　>65 岁患者无须调整起始剂量。

2. 儿童　缺乏资料。

3. 育龄妇女及其配偶　应在治疗期间以及治疗结束后至少 3 周(女性)或 14 周(男性)内避孕。不建议孕妇使用本品。本品可能会损害男性的生育能力,男性在治疗前应考虑保存精液。

4. 哺乳期妇女　缺乏资料,末次给药后的 3 周内不应哺乳。

5. 肝、肾功能异常患者

(1)轻、中度肝功能异常(Child-Pugh A 或 B 级)时无须调整剂量。重度肝功能异常时,FDA Ibrance Label 推荐:28d 周期,75mg q.d.,d1~d21。同时需要调整芳香化酶抑制剂或氟维司群剂量。

(2)CrCl ≥15ml/min 时无须调整剂量。血液透析患者的数据不充分,无剂量推荐。

(朱志翔)

【参考资料】

[1]哌柏西利说明书(2019 年 11 月 20 日修订)。

[2]美国 FDA Ibrance Label(2019 年 11 月修订)。

维莫非尼 Vemurafenib

【简介】

1. 基本信息

商品名:佐博伏、Zelboraf。

性状:两面凸起、粉白色至橙白色的薄膜衣片。

规格:240mg。

保存:30℃以下保存,防止受潮。

辅料:醋酸羟丙甲纤维素琥珀酸酯、交联羧甲基纤维素钠、羟丙纤维素、聚乙烯醇、二氧化钛、聚乙二醇、滑石粉和氧化铁红。

2. 适应证

(1)适用于治疗经国家药品监督管理部门批准的检测方法确定的 *BRAF V600E* 突变阳性的不可切除或转移性黑色素瘤。

(2)适用于 *BRAF V600E* 突变型 Erdheim–Chester 病(FDA 批准,Erdheim–Chester 病是一种罕见的组织细胞疾病,常见症状为多发的长骨骨质硬化性病变)。

(3)*BRAF V600* 突变型难治性非小细胞肺癌(FDA 批准)。

3. 作用机制 本品是 BRAF 丝氨酸 – 苏氨酸激酶突变体 *BRAF V600E* 的抑制剂,对 *BRAF V600E* 突变的黑色素瘤有抗肿瘤作用。

4. 药动学参数

(1)吸收:口服 4 小时达峰。高脂饮食延长达峰时间,并增加 C_{max} 和 AUC。b.i.d. 给药蓄积比中值 7.36。

(2)分布:80% 患者连续给药 15 日达到稳态。白蛋白结合率 >99%,表观分布容积约为 91L。

(3)代谢:主要经 CYP3A4 代谢。

(4)排泄:94% 经粪便排泄,<1% 经尿液排泄。消除半衰期中位值 56.9 小时(29.8~119.5 小时)。

【药学监护】

1. 注意事项

（1）基因检测确定 *BRAF V600E* 突变阳性才可使用本品。

（2）治疗前建立 Q-Tc 基线，Q-Tc>500ms 的患者，以及存在无法纠正的电解质异常的患者，不建议开始治疗。

（3）建立肝、肾功能和皮肤情况基线并定期监测。

2. 服药方法

（1）960mg q12h.。应在上午和晚上，用一杯水送服整片药物，不应咀嚼或碾碎。食物不影响服药。

（2）剂量调整方案（表92）

表92　维莫非尼的剂量调整方案

剂量下调梯度：960mg b.i.d. → 720mg b.i.d. → 480mg b.i.d. →永久停药	
CTCAE v4.0 级别	**处置**
2 级（不耐受）或 3 级	停药直至恢复至 ≤1 级，降低一个剂量梯度，直至永久停药
4 级第 1 次	永久停药或恢复至 ≤1 级后 480mg b.i.d.
4 级第 2 次	永久停药
Q-Tc>500ms 且超过基线 >60ms	永久停药
Q-Tc>500ms 且超过基线 ≤60ms	停药直至 Q-Tc<500ms，降低一个剂量梯度，直至永久停药

3. 漏服　立即补服，如距下次服药 <4 小时，不再补服。服药后发生呕吐，不再补服。

4. 常见及重点不良反应（表93）

表93　维莫非尼的常见及重点不良反应

名称	总体 /%	3/4 级 /%	处置或备注
皮肤鳞状细胞癌	20~26	20~26	切除，一般不需调整剂量中位发生时间 7~8 周，大部分为良性

名称	总体 / %	3/4 级 / %	处置或备注
非皮肤鳞状细胞癌	—	—	定期头部和颈部检查
RAS 突变相关的恶性肿瘤	—	—	本品可引起此类肿瘤进展,谨慎使用
光敏反应	40~54	4	用药期间避免日光曝晒,室外使用 SPF ≥30 的广谱 UVA/UVB 防晒霜和润唇膏
胰腺炎	<1	—	发生未知原因腹痛立即检测血清淀粉酶和脂肪酶
皮疹	43~55	8~9	全身重度皮疹,包括 SJS、TEN,应永久停药
葡萄膜炎	2.1	—	监测眼部症状,及时使用糖皮质激素和散瞳剂滴眼液
放射性毒性增强	—	—	同步或序贯放疗时慎用本品,或密切监测
Q-Tc 间期延长	3~4	—	—
肝损害	1	—	定期监测肝功能
肌酐升高	27.9	1.2	定期监测肾功能
其他不良反应(发生率 >30%):关节痛、疲乏、脱发、恶心、腹泻、头痛、瘙痒、呕吐			

注:ADR 发生率数据来自临床试验 NO25026 和 NP22657,ADR 分级参照 CTCAE v4.0。

5. 药物相互作用(表 94)

表 94 维莫非尼的药物相互作用

相互作用药物	相互作用机制	处置方案
CYP3A4 强抑制剂	本品主要经 CYP3A4 代谢,影响 CYP3A4 代谢的药物均有可能产生相互作用	慎用
CYP3A4 强诱导剂		

续表

相互作用药物	相互作用机制	处置方案
治疗窗较窄的 CYP1A2 底物	本品是中度 CYP1A2 抑制剂	慎用,可能需要降低此类药物剂量
治疗窗较窄的 CYP3A4	本品是 CYP3A4 诱导剂	慎用,可能需要增加此类药物剂量
延长 Q-Tc 间期的药物	本品可能延长 Q-Tc 间期,合用可能加重不良反应	避免合用
右美沙芬	右美沙芬 AUC 升高 47%	慎用
华法林	华法林 AUC 升高 18%	监测 INR
伊匹单抗	Ⅰ期临床试验中发现合用后出现 3 级转氨酶和胆红素升高	不建议合用
P-gp 底物(地高辛)	本品是 P-gp 的抑制剂,可增加 P-gp 底物的暴露	慎用,考虑减量
BCRP 的底物	本品是 BCRP 的抑制剂	影响未知,谨慎合用

【特殊人群用药】

1. 老年人 ≥65 岁老年患者无须调整剂量。

2. 儿童 缺乏资料。

3. 育龄妇女及其配偶 治疗期间以及结束后至少 6 个月内充分避孕。

4. 哺乳期妇女 不确定本品是否经母乳分泌,建议停药或停止哺乳。

5. 肝、肾功能异常患者

(1)轻、中度肝损害患者无须调整剂量,重度肝损害患者血药浓度可能增加,但因数据不足而无法确定是否进行剂量调整。

(2)轻、中度肾损害患者无须调整剂量,重度肾损害患者血药浓度可能增加,但因数据不足而无法确定是否进行剂量调整。

(朱志翔)

【参考资料】

［1］维莫非尼说明书（2018 年 07 月 24 日修订）。

［2］美国 FDA Zelboraf Label（2017 年 11 月修订）。

达拉非尼 Dabrafenib

【简介】

1. 基本信息

商品名：泰菲乐、Tafinlar。

性状：本品为深红色（50mg 规格）或深粉色（75mg 规格）胶囊，印有"GS TEW 50mg"或"GS LHF 75mg"，内容物为白色至类白色粉末。

规格：50mg、75mg。

保存：遮光，密闭，干燥处 30℃以下保存。启封后需带干燥剂储存在原包装中。

辅料：微晶纤维素、硬脂酸镁、胶体二氧化硅和羟丙甲纤维素胶囊壳。

2. 适应证

（1）联合曲美替尼用于治疗 *BRAF V600* 突变阳性的不可切除或转移性黑色素瘤。

（2）联合曲美替尼用于 *BRAF V600E* 或 *V600K* 突变阳性的淋巴结转移的黑色素瘤经全切术后的辅助治疗（FDA 批准）。

（3）联合曲美替尼用于治疗 *BRAF V600E* 突变型转移性非小细胞肺癌（FDA 批准）。

（4）联合曲美替尼用于治疗 *BRAF V600E* 突变型局部进展或转移性未分化甲状腺癌（FDA 批准）。

3. 作用机制

本品是 *BRAF* 丝氨酸–苏氨酸激酶突变体（包括 *BRAF V600E*、*BRAF V600K* 和 *BRAF V600D*）的抑制剂。本品通过抑制这些 BRAF 的突变体，发挥抑制肿瘤的作用。曲美替尼是丝裂原激活的细胞外信号调节激酶 1（MEK1）和

2（MEK2）的激活以及 MEK1 和 MEK2 激酶活性的可逆性抑制剂。*BRAF V600* 突变导致 *BRAF* 通路结构性激活，包括 MEK1 和 MEK2。本品与曲美替尼联合使用导致对 *BRAF V600* 突变阳性肿瘤细胞株生长的体外抑制作用增加。

4. 药动学参数

（1）吸收：口服 2 小时达峰。平均绝对生物利用度为 95%。饮食延迟吸收，降低生物利用度。

（2）分布：白蛋白结合率 99.7%，表观分布容积约为 46L。

（3）代谢：主要经 CYP2C8 和 CYP3A4 代谢。

（4）排泄：71% 经粪便排泄，23% 经尿液排泄。单次口服给药后本品的终末半衰期为 8 小时。

【药学监护】

1. 注意事项

（1）基因检测确定 *BRAF V600E* 或 *BRAF V600K* 突变阳性才可使用本品。

（2）在开始本品治疗之前先进行皮肤病学评估，在治疗期间每 2 个月进行一次评估，以及停用本品后 6 个月内进行皮肤病学评估。

（3）在开始本品联合应用曲美替尼治疗之前、开始应用本品后 1 个月以及治疗期间每隔 2~3 个月评估 LVEF。

（4）在给予本品联合应用曲美替尼治疗时，如果出现治疗相关的毒性，则两种治疗应同时进行剂量减少、中断或停止。对于主要与本品相关的不良反应（葡萄膜炎、非皮肤恶性肿瘤），以及主要与曲美替尼相关的不良反应［视网膜静脉阻塞（RVO）、视网膜色素上皮脱离（RPED）、间质性肺疾病（ILD）/肺炎和单纯性静脉血栓栓塞］，仅需对其中一种治疗进行剂量调整。

2. 服药方法

（1）150mg b.i.d.，给药间隔约 12 小时。餐前至少 1 小时前或餐后至少 2 小时后服用，应在每天相同时间服用本品。当本品联合应用曲美替尼时，应在每天相同时间服用曲美替尼每日 1 次，与在早晨或晚上给药的本品一起服用。

（2）剂量调整（表 95）

表 95 达拉非尼的剂量调整方案

剂量下调梯度：150mg b.i.d. → 75mg b.i.d. → 50mg b.i.d. →永久停药	
CTCAE v4.0 级别	**处置**
RAS 突变阳性的非皮肤恶性肿瘤	永久停用
症状性充血性心力衰竭；LVEF 较基线绝对降低 >20%，低于 LLN	停用本品，直至 LVEF>LLN 且较基线绝对降低 ≤10%，以相同剂量恢复给药
葡萄膜炎	重度或者眼部治疗无缓解的轻、中度葡萄膜炎，停用本品 6 周。如改善 ≤1 级，恢复原剂量或减量，如未改善，永久停药
发热 38.5~40℃	停用本品直至退热，恢复原剂量或减量
发热 >40℃	停用本品直至退热，减量
发热 >40℃伴有发冷、低血压、脱水或肾衰竭	永久停药
皮肤毒性≥2 级	停用本品 3 周，如改善，减量继续用药；如未改善，永久停药
其他不耐受 2 级 ADR	停药
其他 3 级 ADR	停药，如改善至 ≤1 级，以较低水平恢复用药；如没有改善，永久停药
首次出现 4 级 ADR	停药，直至改善至 ≤1 级，以较低水平恢复用药或永久停药
重复出现的 4 级	永久停药

3. 漏服 立即补服，如距下次服药 <6 小时，不再补服。

4. 常见及重点不良反应（表 96）

5. 药物相互作用（表 97）

表 96　达拉非尼的常见及重点不良反应

名称	总体 / %	3/4 级 / %	处置或备注
皮肤角化症	37	1	—
头痛	32	0	—
发热	28	3	—
关节痛	27	1	—
乳头状瘤	27	0	—
皮肤鳞状细胞癌	7	4	—
脱发	22		—
掌跖红肿疼痛综合征（PPES）	20	2	—
葡萄膜炎	1	—	症状包括视力 改变、畏光、眼痛

其他需要关注的 ADR：皮疹、咳嗽、便秘、鼻咽炎、高血糖症、低磷血症、低钠血症、大疱性皮疹、胰腺炎、间质性肾炎。

与曲美替尼合用时需要关注的其他 ADR：视网膜静脉阻塞（RVO）、视网膜色素上皮脱离（RPED）、出血、腹泻、间质性肺疾病 / 肺炎、口腔炎、淋巴水肿、高血压、GOT/GPT 升高、低蛋白血症、贫血

注：ADR 发生率数据来自临床试验 BREAK-3。ADR 分级参照 CTCAE v4.0。

表 97　达拉非尼的药物相互作用

相互作用药物	相互作用机制	处置方案
CYP2C8、CYP3A4 强抑制剂	本品主要经 CYP2C8、CYP3A4 代谢，影响 CYP3A4 代谢的药物可影响本品暴露	慎用
CYP2C8、CYP3A4 强诱导剂		避免合用
治疗窗较窄的 CYP1A2 或 CYP3A4 的底物	本品是 CYP1A2、CYP3A4 的诱导剂	慎用，可能需 要降低此类 药物剂量

【特殊人群用药】

1. 老年人　无须调整剂量，但需注意在转移性黑色素瘤研究中，与年轻患者相比，老年患者外周水肿（26% vs. 12%）和畏

食（21% vs. 9%）的发生率均有所增加。

2. 儿童 缺乏资料。

3. 育龄妇女及其配偶 治疗期间以及结束后至少2周内充分避孕。如果联用曲美替尼，建议治疗期间以及结束后至少16周内充分避孕。

4. 哺乳期妇女 不确定本品是否经母乳分泌，建议哺乳期妇女在服用本品联合曲美替尼治疗期间和最后一次服药后16周内（本品和曲美替尼联用时为16周；本品单药治疗时为2周）不要进行母乳喂养。

5. 肝、肾功能异常患者

（1）轻度肝功能不全患者无须调整剂量，中、重度肝功能不全患者数据缺乏，慎用。

（2）轻度肾功能不全患者无须调整剂量，中、重度肾功能不全患者数据缺乏，慎用。FDA Tafinlar Label：轻度肾功能不全［GFR 60~89ml/（min·1.73m^2）］、中度肾功能不全［GFR 30~59ml/（min·1.73m^2）］无须调整剂量，重度肾功能不全［GFR<30ml/（min·1.73m^2）］患者资料缺乏。

（朱志翔）

【参考资料】

［1］达拉非尼说明书（2019年12月18日修订）。
［2］美国FDA Tafinlar Label（2020年04月修订）。

曲美替尼 Trametinib

【简介】

1. 基本信息

商品名：迈吉宁、Mekinist。

性状：0.5mg规格，黄色、近椭圆形、双面凸薄膜包衣片，一面凹刻"GS"，另一面凹刻"TFC"字样。2mg规格，粉红色、圆形、双面凸薄膜包衣片，一面凹刻"GS"，另一面凹刻"HMJ"字样。

规格：0.5mg和2mg。

保存:避光,密闭,2~8℃储存。存放在原始包装中,保持药瓶紧闭,请勿去除干燥剂。一旦打开,药瓶可以在不超过30℃下存放30天。

辅料:甘露醇、微晶纤维素、羟丙甲纤维素、交联羧甲基纤维素钠、十二烷基硫酸钠、胶体二氧化硅、硬脂酸镁、二氧化钛、聚乙二醇、聚山梨酯80(2mg规格)、氧化铁红(2mg规格)和氧化铁黄(0.5mg规格)。

2. 适应证

(1)联合达拉非尼用于治疗 *BRAF V600E* 或 *BRAF V600K* 突变阳性的不可切除或转移性黑色素瘤。

(2)联合达拉非尼用于 *BRAF V600E* 或 *BRAF V600K* 突变阳性的淋巴结转移的黑色素瘤经全切术后的辅助治疗(FDA批准)。

(3)联合达拉非尼用于治疗 *BRAF V600E* 突变型转移性非小细胞肺癌(FDA批准)。

(4)联合达拉非尼用于治疗 *BRAF V600E* 突变型局部进展或转移性未分化甲状腺癌(FDA批准)。

3. 作用机制 本品是丝裂原激活的细胞外信号调节激酶1(MEK1)和2(MEK2)的可逆性抑制剂。*BRAF V600* 突变导致 BRAF 通路结构性激活,包括 MEK1 和 MEK2。本品可抑制多种 *BRAF V600* 突变阳性肿瘤细胞的生长。达拉非尼是 *BRAF* 丝氨酸–苏氨酸激酶突变体的抑制剂,包括 *BRAF V600E*、*BRAF V600K* 和 *BRAF V600D*。本品与达拉非尼联合使用,导致对 *BRAF V600* 突变阳性肿瘤细胞株生长的体外抑制作用增加。

4. 药动学参数

(1)吸收:口服 1.5 小时达峰。平均绝对生物利用度为72%。高脂、高热量饮食使本品 C_{max} 和 AUC 分别降低 70% 和10%。2mg q.d. 给药 15 日达稳态,平均蓄积比为 6.0。

(2)分布:白蛋白结合率 97.4%,表观分布容积约 1 200L。

(3)代谢:主要经脱乙酰化单独或联合单加氧化作用代谢,其次经 CYP3A4 代谢。

(4)排泄:单次口服给药后本品的终末半衰期为 127 小时。>80% 经粪便排泄,≤19% 经尿液排泄。

【药学监护】

1. 注意事项

（1）基因检测确定 *BRAF V600E* 或 *BRAF V600K* 突变阳性才可使用本品。

（2）在开始本品治疗之前先进行皮肤病学评估，在治疗期间每 2 个月进行一次评估，以及停用本品后 6 个月内进行皮肤病学评估。

（3）在开始本品联合应用达拉非尼治疗之前、开始应用本品后 1 个月以及治疗期间每隔 2~3 个月评估 LVEF。

（4）在给予本品联合应用达拉非尼治疗时，如果出现治疗相关的毒性，则两种治疗应同时进行剂量减少、中断或停止。对于主要与达拉非尼相关的不良反应（葡萄膜炎、非皮肤恶性肿瘤），以及主要与本品相关的不良反应 [视网膜静脉阻塞（RVO）、视网膜色素上皮脱离（RPED）、间质性肺疾病（ILD）/ 肺炎和单纯性静脉血栓栓塞]，仅需对其中一种治疗进行剂量调整。

2. 服药方法

（1）2mg q.d., 餐前至少 1 小时前或餐后至少 2 小时后服用，每日服用时间应相同。本品应与达拉非尼合用，与在早晨或晚上给药的达拉非尼一起服用。不应咀嚼或压碎本品。

（2）剂量调整（表 98）

表 98 曲美替尼的剂量调整方案

剂量下调梯度：2mg q.d. → 1.5mg q.d. → 1mg q.d. → 永久停药	
CTCAE v4.0 级别	**处置**
单纯的深静脉血栓形成（DVT）或肺栓塞（PE）	停药 3 周，如果改善至 ≤1 级，则恢复至较低剂量水平；如果未改善，则永久停药
危及生命的 PE	永久停用本品
LVEF 较基线无症状性降低 ≥10%，且治疗前数值低于 LLN	停用本品 4 周，如改善至正常 LVEF，则恢复至较低剂量水平；如未改善至正常 LVEF，则永久停药
症状性充血性心力衰竭，LVEF 较基线绝对降低 >20%，低于 LLN	永久停用本品

续表

CTCAE v4.0 级别	处置
视网膜色素上皮脱离（RPED）	停用本品 3 周,如有改善,则以相同剂量或更低剂量恢复治疗;如未改善,则永久停药或以更低剂量恢复治疗
视网膜静脉阻塞（RVO）	永久停用本品
间质性肺疾病 / 肺炎	永久停用本品
发热 >40℃,或伴有低血压、脱水或肾衰竭	停用本品,直至发热缓解后以相同或更低剂量恢复治疗
皮肤毒性≥2 级	停用本品 3 周,如改善,减量继续用药;如未改善,永久停药
出血	对于所有 4 级出血事件以及任何无改善的 3 级出血事件,永久停用本品。对于 3 级出血事件,先停用本品;如有改善,则恢复至下一档较低剂量水平
其他不耐受 2 级 ADR,其他 3 级 ADR	停药,如改善至≤1 级,以较低水平恢复用药;如没有改善,永久停药
首次出现 4 级 ADR	停药,直至改善至≤1 级,以较低水平恢复用药或永久停药
重复出现的 4 级	永久停药

3. 漏服　立即补服,如距下次服药 <12 小时,不再补服。

4. 常见及重点不良反应（表 99）

表 99　曲美替尼的常见及重点不良反应

名称	总体 / %	3/4 级 / %	处置或备注
皮疹	57	8	常见皮肤毒性包括皮疹、疱样皮炎、掌跖红肿疼痛综合征和红斑
腹泻	43	0	—
LVEF 降低	11	—	—

续表

名称	总体 / %	3/4 级 / %	处置或备注
间质性肺疾病 / 肺炎	2.4		对于新出现或进展的肺部症状和其他症状（包括咳嗽、呼吸困难、缺氧、胸腔积液或浸润）患者，暂停给予本品，等待临床评估
口腔炎	15	2	—
淋巴水肿	32	1	—
高血压	15	12	—
GOT/GPT 升高	39~60	2~3	—
低蛋白血症	42	2	—
贫血	38	2	—
出血	13	<1	—
视网膜静脉阻塞（RVO）	0.2	—	—
视网膜色素上皮脱离（RPED）	—	—	—

其他需要关注的 ADR：皮肤干燥、毛囊炎、脓疱疹、蜂窝织炎、瘙痒、甲沟炎、腹痛、心动过缓、口干、横纹肌溶解、头晕、味觉倒错、视物模糊、眼干燥症、碱性磷酸酶升高、结肠炎 / 胃肠穿孔。
与达拉非尼合用时需要关注的其他 ADR：发热、恶心、呕吐、ANC 减少、高血糖症、角化棘皮瘤、新的原发性黑色素瘤、RAS 激活的非皮肤恶性肿瘤、静脉血栓栓塞

注：ADR 发生率数据来自临床试验 METRIC，ADR 分级参照 CTCAE v4.0。

5. 药物相互作用（表 100）

表 100　曲美替尼的药物相互作用

相互作用药物	相互作用机制	处置方案
强效 P-gp 抑制剂	本品是 P-gp 的底物，强效 P-gp 抑制剂可增加本品暴露	谨慎合用
BCRP 底物	肠道中本品可能产生 BCRP 底物（如匹伐他汀）的瞬时抑制	与 BCRP 底物间隔 2 小时服用

【特殊人群用药】

1. 老年人　无须调整起始剂量,但65岁以上患者可能需要较频繁地进行剂量调整。

2. 儿童　缺乏资料。

3. 育龄妇女及其配偶　治疗期间以及结束后至少16周内充分避孕。

4. 哺乳期妇女　不确定本品是否经母乳分泌,建议哺乳期妇女在服用本品期间和最后一次服药后16周内不要进行母乳喂养。

5. 肝、肾功能异常患者

（1）轻度肝功能不全患者无须调整剂量,中、重度肝功能不全患者数据缺乏,慎用。

（2）轻、中度肾功能不全患者无须调整剂量,重度肾功能不全患者数据缺乏,慎用。美国FDA Mekinist Label:轻度［GFR 60~89ml/（min·1.73m^2）］、中度肾功能不全［GFR 30~59ml/（min·1.73m^2）］无须调整剂量,重度肾功能不全［GFR<30ml/（min·1.73m^2）］患者资料缺乏。

（朱志翔）

【参考资料】

［1］迈吉宁说明书（2019年12月18日修订）。

［2］美国FDA Mekinist Label（2020年06月修订）。

西达本胺 Chidamide

【简介】

1. 基本信息

商品名:爱谱沙、Epidaza。

性状:类白色片。

规格:5mg。

保存:避光,密封,25℃以下保存。

辅料:无资料。

2. 适应证 适用于既往至少接受过一次全身化疗的复发或难治的外周 T 细胞淋巴瘤（PTCL）患者。

3. 作用机制

（1）本品为苯酰胺类组蛋白去乙酰化酶（HDAC）亚型选择性抑制剂,通过抑制相关 HDAC 亚型以增加染色质组蛋白的乙酰化水平来引发染色质重塑,并由此产生针对多条信号传递通路基因表达的改变（即表观遗传改变）,抑制肿瘤细胞周期、诱导肿瘤细胞凋亡。通过表观遗传调控机制,具有诱导肿瘤干细胞分化,逆转肿瘤细胞的上皮 - 间充质转化（EMT）等功能,恢复耐药肿瘤细胞对药物的敏感性,抑制肿瘤转移、复发等。

（2）对机体细胞免疫具有整体调节活性,诱导和增强自然杀伤细胞（NK）与抗原特异性细胞毒性 T 淋巴细胞（CTL）介导的肿瘤杀伤作用。

4. 药动学参数

（1）吸收:单次餐后口服 30mg,4 小时达峰,平均 C_{max} 为 60ng/ml。

（2）分布:单次餐后服用本品 30mg,表观分布容积为 1 210L,蛋白结合率为 89.1%~99.3%。

（3）代谢:主要在肝脏代谢,代谢途径主要为单氧化和酰胺键水解。

（4）排泄:总服药量的 67.6% ± 12.7 % 经尿液排出,12.6% ± 7.7% 经粪便排出。终末消除半衰期 17 小时。

【药学监护】

1. 注意事项

（1）使用本品前检测 CBC,满足以下条件才可用药:ANC ≥1.5 × 10^9/L, PLT ≥75 × 10^9/L,血红蛋白≥90g/L。用药期间需定期检测 CBC。

（2）有 Q-Tc 间期延长病史患者、先天性长 Q-T 间期综合征患者、正在服用抗心律失常药物或者其他可能延长 Q-Tc 药物的患者,应慎用本品。建议在首次服用本品前,如果血钾、血钙或血镁检查指标异常,则应在相关指标恢复至正常后方可用药。用药过程中,建议每 3 周进行一次心电图和电解质检查。如出现 Q-Tc 间期 >500ms,应暂停用药,增加心电图检查频率,待异常缓解或排除后,恢复用药应减量。

（3）在服用本品前,如果 GGT、GPT 或 GOT>2.5×ULN,建议暂缓用药,待相关指标降至正常值时再进行首次药物服用。

（4）用药过程中,建议每 6 周进行一次心脏超声检查,以便对心包积液情况进行监测。如出现较严重的异常应暂停用药,增加心脏超声检查频率,待异常缓解或排除,并咨询心脏专科医师的意见后用药。

（5）男性患者在接受本药治疗期间及治疗后 3 个月内,应避免生育计划。

（6）用药过程中应至少每 3 周检测一次肝、肾功能指标,如果某一项肝、肾功能检测指标出现≥3 级异常情况,应暂停用药并进行对症处理,增加相关肝、肾功能指标检查频率,直至不良反应缓解至≤1 级或用药前水平,恢复用药时应减量使用。

2. 服药方法 早餐后 30 分钟口服,30mg,每周 2 次,两次间隔≥3 天。

3. 漏服 缺乏资料。

4. 常见及重点不良反应（表 101）

表 101 西达本胺的常见及重点不良反应

名称	总体 /%	3/4 级 /%	处置或备注
PLT↓	50.6	21.7	①≥3 级,停药,给予 IL-11 或 TPO,或成分输血（当 PLT<25.0×10⁹/L 或有出血倾向）。 ②连续 2 次（隔天 1 次或至少每周 2 次）复查恢复≤1 级,恢复原剂量或降低至 20mg/ 次（如先前发生 4 级不良事件,必须低至 20mg/ 次）。 ③再次出现 4 级,终止治疗
ANC↓	21.7	10.8	①≥3 级,停药。3 级 ANC 减少伴 T≥38.5℃或 4 级 ANC 减少,应给予 G-CSF 等细胞因子。 ②连续 2 次（隔天 1 次或至少每周 2 次）复查恢复≤1 级,恢复原剂量或降低至 20mg/ 次（如先前发生 4 级不良事件,必须低至 20mg/ 次）。 ③再次 3 级 ANC 减少伴 T≥38.5℃或 4 级 ANC 减少,终止治疗

续表

名称	总体 / %	3/4 级 / %	处置或备注
血红蛋白浓度降低	8.4	4.8	①≥3 级,停药并给予 EPO;如血红蛋白 <50g/L,给予成分输血。 ②连续 2 次(隔天 1 次或至少每周 2 次)复查恢复 ≤1 级,恢复原剂量或降低至 20mg/ 次(如先前发生 4 级不良事件,必须低至 20mg/ 次)。 ③再次出现 4 级,终止治疗
Q-T 间期延长	13.3	1.2	对于所有非血液学不良反应: ①3 级:停药,待缓解至 ≤1 级时可以 20mg/ 次恢复用药。 ②如再次发生 ≥3 级不良反应,终止治疗。 ③4 级,终止治疗
γ- 谷氨酰转移酶升高	8.4	2.4	

其他常见不良反应:乏力、腹泻、恶心、呕吐、食欲下降、低钾血症、低钙血症、头晕和皮疹。
上市后监测到心力衰竭和间质性肺疾病的不良事件,发生率不明,相关性不全

注:ADR 发生率数据来自 PTCL 探索性和关键性 II 期临床试验,ADR 分级依照 CTCAE v3.0。

5. 药物相互作用　目前本品尚未进行正式人体药物相互作用研究。体外研究显示西达本胺对人肝微粒体 CYP450 酶各主要亚型均无明显的直接抑制作用。

【特殊人群用药】

1. 老年人　当前研究显示 ≥65 岁对本品药物代谢行为无显著影响(此研究样本数只有 33 例,建议根据老年患者综合情况决定是否进行剂量调整)。

2. 儿童　无资料,不推荐使用。

3. 育龄妇女及其配偶　妊娠期间禁用本品。育龄妇女充分避孕。

4. 哺乳期妇女　不确定本品是否经乳汁分泌。建议用药期间停止哺乳。

5. 肝、肾功能异常患者

（1）轻度肝功能异常不影响本品药动学，中、重度肝功能异常时数据缺乏，建议慎用。

（2）轻度肾功能异常不影响本品药动学，中、重度肾功能异常时数据缺乏，建议慎用。

（王燕婷）

【参考资料】

西达本胺说明书（2019 年 07 月 18 日修订）。

伊布替尼 Ibrutinib

【简介】

1. 基本信息

商品名：亿珂、Imbruvica。

性状：胶囊，内容物为白色或类白色粉末。

规格：亿珂，胶囊剂，140mg。美国 FDA Imbruvica 片剂，140mg、280mg、420mg 和 560mg。美国 FDA Imbruvica 胶囊剂，70mg 和 140mg。

保存：亿珂，30 ℃ 以下保存。美国 FDA Imbruvica，20~25℃，短期可保存于 15~30℃。

辅料：微晶纤维素、交联羧甲基纤维素钠、十二烷基硫酸钠、硬脂酸镁和明胶。

2. 适应证

（1）单药用于既往至少接受过一种治疗的套细胞淋巴瘤（MCL）患者的治疗。

（2）单药用于慢性淋巴细胞白血病（CLL）/小淋巴细胞性淋巴瘤（SLL）患者的治疗。

（3）单药用于既往至少接受过一种治疗的瓦氏巨球蛋白血症（WM）患者的治疗，或者不适合接受化学免疫治疗的 WM 患者的一线治疗。

（4）联合利多昔单抗，用于瓦氏巨球蛋白血症患者的治疗。

（5）用于接受过含抗 CD20 单克隆抗体治疗的边缘区淋巴瘤（MZL）成年患者的治疗（美国 FDA 批准）。

（6）用于一线或多线治疗失败后的慢性移植物抗宿主病（cGVHD）成年患者的治疗（美国 FDA 批准）。

3. 作用机制 本品为小分子 BTK（Bruton 酪氨酸激酶）抑制剂，通过抑制 BTK 抑制恶性 B 细胞的体内增殖和存活以及体外细胞迁徙和基底黏附。

4. 药动学参数

（1）吸收：口服中位达峰时间 1~2 小时。高脂饮食使 C_{max} 增加 2~4 倍，AUC 增加约 2 倍。420mg q.d. 或 560mg q.d.1 周后达稳态，蓄积比 1~1.6。

（2）分布：血浆蛋白结合率 97.3%，在 50~1 000ng/ml 无浓度依赖。分布容积为 683L，稳态表观分布容积约为 10 000L。

（3）代谢：通过 CYP3A 代谢（主要）和 CYP2D6 代谢（次要）。本品有首过效应。

（4）排泄：半衰期 4~6 小时。80% 经粪便排出，≤10% 经尿液排出。

【药学监护】

1. 注意事项

（1）监测患者的出血体征。

（2）监测患者发热和感染情况，及时治疗。

（3）每个月监测 CBC。

（4）监测心律失常症状，如心悸、头晕、气促或胸部不适。

（5）定期监测血压，及时抗高血压治疗。

（6）评估肿瘤负荷基线，警惕发生肿瘤溶解综合征。

2. 服药方法

（1）每日 1 次用水送服，每日用药时间大致固定。请勿打开、弄破或咀嚼胶囊。

（2）治疗 MCL，560mg q.d.。

（3）治疗 CLL/SLL 和 WM，本品 420mg q.d.，如本品与利妥昔单抗同一日使用，应在利妥昔单抗前给药。

（4）治疗 cGVHD，420mg q.d.。

（5）剂量调整：当出现以下 3 种情况时，停药并按照下列剂量梯度减量。①≥3级非血液学毒性；②≥3级 ANC↓伴感染或发热；③4级血液学毒性。

减量方案：

起始 560mg：560mg → 420mg → 280mg →停止治疗

起始 420mg：420mg → 280mg → 140mg →停止治疗

3. 漏服 可在当天尽快服用，否则不再补服。

4. 常见及重点不良反应（表 102）

表 102　伊布替尼的常见及重点不良反应

名称	总体 / %	3/4 级 / %	处置或备注
心律失常	1.0	0.2	—
腹泻	39	3	中位发生时间给药后 21 天
视觉障碍	11	—	中位发生时间给药后 91 天
出血	44	3	尽量避免服用鱼油和维生素 E 等补充剂，在术前和术后暂停本品至少 7 天
感染	—	14~29	对机会性感染风险增加的患者，应考虑根据标准治疗进行预防
ANC↓	13~29	—	需每个月监测一次全血细胞计数
PLT↓	5~17	—	
贫血	0~13		
ILD	—	—	监测新发或恶化的肺部症状
高血压	6~17	5	中位发生时间为开始治疗后 4.6 个月，开始抗高血压治疗
HBV 再激活	0.2		建议咨询乙型肝炎治疗专业医师
继发恶性肿瘤	—	—	10% 患者发生其他恶性肿瘤，最常见是非黑色素瘤（6%）
肿瘤溶解综合征	—	6	常发生于给药 2 周后

注：ADR 发生率数据来自临床试验 PCYC-1104-CA、MCL-3001、PCYC-1102-CA、PCYC-1112-CA、PCYC-1115-CA、CLL-3001 和 PCI-32765CLL3002。

5. 药物相互作用（表103）

表103 伊布替尼的药物相互作用

适应证	相互作用药物	相互作用机制	处置方案
B细胞恶性肿瘤	CYP3A4中效抑制剂	本品主要经CYP3A4代谢	调整本品剂量为280mg q.d.
	伏立康唑或泊沙康唑（≤200mg b.i.d.）		调整本品剂量为140mg q.d.
	泊沙康唑更高剂量[a]		调整本品剂量为70mg q.d.（FDA建议）
	其他CYP3A4强效抑制剂泊沙康唑更高剂量[a]		考虑更换为对CYP3A4影响小的药物。联用药物≤7日的，可中断本品治疗
	CYP3A4诱导剂		避免与强效CYP3A4诱导剂合并用药。考虑使用CYP3A4诱导作用较弱的替代药物
	治疗指数窄的P-gp或BCRP底物类药物（如地高辛或甲氨蝶呤）	本品抑制P-gp和BCRP	本品给药前后至少6小时内不应使用
cGVHD	CYP3A4中效抑制剂	本品主要经CYP3A4代谢	420mg q.d.
	伏立康唑或泊沙康唑（≤200mg b.i.d.）		280mg q.d.
	泊沙康唑更高剂量[a]		140mg q.d.
	其他CYP3A4强效抑制剂		考虑更换为对CYP3A4影响小的药物。联用药物≤7日的，可中断本品治疗

注：[a]泊沙康唑混悬剂200mg t.i.d.或400mg b.i.d.，泊沙康唑注射剂300mg q.d.，泊沙康唑缓释片300mg q.d.。

【特殊人群用药】

1. 老年人　老年患者更常发生贫血、肺炎、血小板减少、高血压和房颤。

2. 儿童　无资料。

3. 育龄妇女及其配偶　建议育龄妇女在服用本品期间和停药后 1 个月内避孕。建议男性患者在服用本品期间和停药后 3 个月（美国 FDA Label 中为 1 个月）内避孕。

4. 哺乳期妇女　无资料,但建议服药期间停止哺乳。

5. 肝、肾功能异常患者

（1）轻度肝功能损害时 140mg/d; 中度肝功能损害时,国内说明书建议避免使用,FDA 建议 70mg/d; 重度肝功能损害时避免使用。

（2）轻、中度肾功能损害对本品暴露量没有影响,重度肾功能损害数据不全。

（朱志翔）

【参考资料】

［1］伊布替尼胶囊说明书（2019 年 03 月 21 日修订）。

［2］美国 FDA Imbruvica Label（2020 年 04 月修订）。

泽布替尼 Zanubrutinib

【简介】

1. 基本信息

商品名:百悦泽、Brukinsa。

性状:本品为白色至类白色硬胶囊,内容物为白色至类白色粉末。

规格:80mg。

保存:密封,30℃以下保存。

辅料:资料缺乏。

2. 适应证

（1）用于既往至少接受过一种治疗的成人套细胞淋巴瘤（MCL）患者。

（2）用于既往至少接受过一种治疗的成人慢性淋巴细胞白血病（CLL）/小淋巴细胞性淋巴瘤（SLL）患者。

3. 作用机制 本品为小分子 BTK（Bruton 酪氨酸激酶）抑制剂，通过抑制 BTK 抑制恶性 B 细胞的体内增殖和存活以及体外细胞迁徙和基底黏附。

4. 药动学参数

（1）吸收：口服中位达峰时间 2 小时。高脂饮食对本品暴露没有显著影响。本品在 40~320mg 的剂量下血浆暴露量（C_{max} 和 AUC）与剂量基本成比例。

（2）分布：血浆蛋白结合率 94%，平均表观分布容积约为 761L。

（3）代谢：主要通过 CYP3A 代谢。

（4）排泄：半衰期 2~4 小时。87% 经粪便排出，8% 经尿液排出。

【药学监护】

1. 注意事项

（1）监测患者的出血体征，考虑在术前和术后暂停本品 3~7 日。

（2）监测患者发热和感染情况，及时治疗。

（3）治疗期间密切监测 CBC。

（4）监测心律失常症状，如心悸、头晕、气促或胸部不适。

（5）定期监测血压，及时抗高血压治疗。

（6）评估肿瘤负荷基线，警惕发生肿瘤溶解综合征。

2. 服药方法

（1）160mg b.i.d.，每日用药时间大致固定，应用水送服整粒胶囊，可在饭前或饭后服用。请勿打开、弄破或咀嚼胶囊。

（2）剂量调整（表 104）

3. 漏服 尽快补服，如距下次服药时间 <8 小时，则不再补服。

4. 常见及重点不良反应（表 105）

表 104　泽布替尼的剂量调整方案

ADR	ADR 次数	剂量调整
≥3 级出血或任何级别颅内出血	—	永久停药
≥3 级非血液学毒性 ≥3 级发热性中性粒细胞减少症 ≥3 级血小板减少伴出血 4 级中性粒细胞减少持续 >10 日 4 级血小板减少持续 >10 日	第 1 次	中断本品治疗,当毒性恢复到 ≤1 级或基线水平,以 160mg b.i.d. 重新开始用药
	第 2 次	中断本品治疗,当毒性恢复到 ≤1 级或基线水平,以 80mg b.i.d. 重新开始用药
	第 3 次	中断本品治疗,当毒性恢复到 ≤1 级或基线水平,以 80mg q.d. 重新开始用药
	第 4 次	终止本品治疗

表 105　泽布替尼的常见及重点不良反应

名称	总体 /%	3/4 级 /%	处置或备注
ANC ↓	28.6	16.7	
PLT ↓	16.1	5.8	
WBC ↓	10.6	2.4	
皮疹	14.8	0.3	
感染性肺炎	8.3	5.7	
腹泻	6.7	0.6	
出血	5.4	0.6	①≥3 级出血或任何级别颅内出血,永久停药。 ②常见表现是瘀点、紫癜、青肿和血尿
乙肝病毒再激活	1.0	—	
第二原发恶性肿瘤	7.9	—	①做好防晒。 ②基底细胞癌和皮肤鳞状细胞癌常见
心律失常	2.2	0.6	
HBV 再激活	1.0	—	建议咨询乙型肝炎治疗专业医师
其他需要关注的 ADR:肿瘤溶解综合征,肝、肾功能损伤,低钾血症,低钠血症,肛肠感染			

注:ADR 发生率数据来自临床试验 BGB-3111-206, BGB-3111-205, BGB-3111-207, BGB-3111-1002, BGB-3111-210, BGB-3111-AU-003。

5. 药物相互作用（表 106）

表 106　泽布替尼的药物相互作用

相互作用药物	相互作用机制	处置方案
强效 CYP3A 抑制剂	本品主要经 CYP3A 代谢，改变 CYP3A 活性可影响本品暴露	减量至 80mg q.d.，出现 ADR 时根据"剂量调整"调整剂量
中效 CYP3A 抑制剂		减量至 80mg b.i.d.，出现 ADR 时根据"剂量调整"调整剂量
强效或中效 CYP3A 诱导剂		避免合用

【特殊人群用药】

1. 老年人　无须调整。

2. 儿童　资料缺乏。

3. 育龄妇女及其配偶　服用本品期间和停药后 1 周内充分避孕（FDA Brukinsa Label 建议）。

4. 哺乳期妇女　资料缺乏，建议服药期间及末次给药后至少 2 周内禁止哺乳。

5. 肝、肾功能异常患者

（1）轻度至中度肝功能不全患者不建议进行剂量调整。重度肝功能不全患者推荐剂量 80mg b.i.d.。

（2）肾功能损伤患者不建议进行剂量调整。重度肾功能损伤（CrCl<30ml/min）或透析患者使用本品需监测相关不良反应。

（朱志翔　李　响）

【参考资料】

［1］百悦泽说明书（2020 年 06 月 02 日修订）。

［2］美国 FDA Brukinsa Label（2019 年 11 月修订）。

伊沙佐米 Ixazomib

【简介】

1. 基本信息

商品名：恩莱瑞。

性状：浅粉色胶囊（2.3mg）、浅灰色胶囊（3mg）或浅橙色胶囊（4mg），囊壳上印有标识及规格，内容物为白色粉末。

规格：2.3mg、3mg 和 4mg。

保存：2~30℃保存。为了防止受潮，请置于原包装中保存。

辅料：微晶纤维素、硬脂酸镁、滑石、明胶、二氧化钛、氧化铁黄、氧化铁红、印刷油墨、虫胶、丙二醇、氢氧化钾和氧化铁黑。

2. 适应证　与来那度胺和地塞米松联用，治疗已接受过至少一种既往治疗的多发性骨髓瘤成人患者。

3. 作用机制　本品是一种可逆性蛋白酶体抑制剂，可优先结合 20S 蛋白酶体的 β_5 亚基并抑制其糜蛋白酶样活性。本品可诱导多发性骨髓瘤细胞系凋亡，和来那度胺合用，对多发性骨髓瘤细胞系具有协同细胞毒作用。

4. 药动学参数

（1）吸收：口服 1 小时达峰，平均绝对口服生物利用度为 58%。在 0.2~10.6mg 剂量范围，本品 AUC 与剂量成比例增加。伴高脂饮食使本品 AUC 比空腹给药减少了 28%。

（2）分布：蛋白结合率为 99%，并分布到红细胞中，血液和血浆中的 AUC 比值为 10。稳态分布容积为 543L。

（3）代谢：推测经多种 CYP 酶代谢。

（4）排泄：终末半衰期为 9.5 天。62% 经尿液排泄，22% 经粪便排泄。

【药学监护】

1. 注意事项

（1）开始新周期治疗前，需要保证：ANC $\geq 1.0 \times 10^9$/L；PLT $\geq 75 \times 10^9$/L；非血液学毒性应恢复至患者的基线状况或≤1 级。

（2）本品可导致带状疱疹发生率增加，建议抗病毒预防治疗。

（3）本品是细胞毒性药物。即将服用时取出胶囊，请勿打开或压碎胶囊，应避免直接接触胶囊内容物。如果胶囊破损，请避免清扫时产生扬尘。如药物与皮肤发生接触，用肥皂和水彻底清洗。对任何未使用的药品或废弃物应按照当地的要求处置。

2. 服药方法

（1）本品每日服药时间大致相同，在进餐前至少 1 小时或进餐后至少 2 小时服用本品。应用水送服整粒胶囊。请勿压碎、咀嚼或打开胶囊。

（2）治疗多发性骨髓瘤，本品需要与来那度胺、地塞米松联合给药。本品的推荐起始剂量：在 28 天治疗周期的第 1、8 和 15 天，每周 1 次，每次口服给药 4mg；来那度胺的推荐起始剂量：在 28 天治疗周期的第 1~21 天，每日 1 次，每次 25mg；地塞米松的推荐起始剂量：在 28 天治疗周期的第 1、8、15 和 22 天给药，每次 40mg。具体见表 107。

表 107 治疗多发性骨髓瘤时伊沙佐米的给药方案

28 天周期（一个周期 4 周）							
	第 1 周		第 2 周		第 3 周		第 4 周
	d1	d2~7	d8	d9~14	d15	d16~21	d22	d23~28
伊沙佐米	√	休息	√	休息	√	休息	休息	休息
来那度胺	√	√每天	√	√每天	√	√每天	休息	休息
地塞米松	√	休息	√	休息	√	休息	√	休息

注：√ = 服用药品。

（3）剂量调整方案：由于是联合给药，伊沙佐米和来那度胺血小板减少、中性粒细胞减少和皮疹的毒性重叠。对这些不良反应，建议第一步停用或减低来那度胺剂量，然后交替调整伊沙佐米和来那度胺的剂量。伊沙佐米剂量减低步骤，首次减量至 3mg，第 2 次减量至 2.3mg，如果需要再次减量，则永久停药。

3. 漏服 当距离下次计划给药时间 ≥72 小时，可补服漏服剂量。服药后呕吐，不应重复服药。

4. 常见及重点不良反应（表 108）

表 108 伊沙佐米的常见及重点不良反应

名称	总体 /%	3/4 级 /%	处置或备注
PLT ↓	89	26	①血小板计数 $<30 \times 10^9/L$, 停用伊沙佐米和来那度胺直至血小板计数 $\geqslant 30 \times 10^9/L$。在恢复之后, 根据其药品说明书, 以下一个较低剂量重新服用来那度胺, 并以最近使用的剂量重新服用伊沙佐米。②血小板计数再次降至 $<30 \times 10^9/L$, 停用伊沙佐米和来那度胺直至血小板计数 $\geqslant 30 \times 10^9/L$。在恢复之后, 以下一个较低剂量重新服用伊沙佐米, 并以最近使用的剂量重新服用来那度胺
ANC ↓	65	30	①中性粒细胞绝对计数 $<0.5 \times 10^9/L$, 停用伊沙佐米和来那度胺直至中性粒细胞绝对计数 $\geqslant 0.5 \times 10^9/L$。按照临床指南, 考虑加用 G–CSF。在恢复之后, 根据其处方信息以下一个较低剂量重新服用来那度胺, 并以最近使用的剂量重新服用伊沙佐米。②中性粒细胞绝对计数再次降至 $<0.5 \times 10^9/L$, 停用伊沙佐米和来那度胺直至中性粒细胞绝对计数 $\geqslant 0.5 \times 10^9/L$。在恢复之后, 以下一个较低剂量重新服用伊沙佐米, 并以最近使用的剂量重新服用来那度胺
WBC ↓	30	9	—
上呼吸道感染	33	5	抗感染治疗
皮疹	—	—	①2 级或 3 级, 停用来那度胺直至皮疹恢复至 ≤1 级。在恢复之后, 根据其药品说明书, 以下一个较低剂量重新服用来那度胺。②如果再次出现 2 级或 3 级皮疹, 停用伊沙佐米和来那度胺直至皮疹恢复至 ≤1 级。在恢复之后, 以下一个较低剂量重新服用伊沙佐米, 并以最近使用的剂量重新服用来那度胺。③4 级, 停用治疗方案

名称	总体 /%	3/4 级 /%	处置或备注
周围神经病变	—	—	①1 级周围神经病变伴疼痛或 2 级周围神经病变:停用伊沙佐米直至周围神经病变恢复至 ≤1 级且不伴疼痛,或恢复至患者的基线水平。在恢复之后,以最近使用的剂量重新服用伊沙佐米。②2 级周围神经病变伴疼痛或 3 级周围神经病变:停用伊沙佐米。根据医师判断,在重新服用伊沙佐米之前,毒性一般应恢复至患者基线状况或 ≤1 级。在恢复之后,以下一个较低剂量重新服用伊沙佐米。③4 级周围神经病变:停药
带状疱疹	21	7	可根据医师判断进行抗病毒预防治疗
低钾血症	17	9	—
其他 3 级或 4 级非血液学毒性	—	—	停用伊沙佐米。根据医师判断,在重新服用伊沙佐米之前,毒性一般应恢复至患者基线状况或 ≤1 级。如果是由伊沙佐米引起,在恢复之后,以下一个较低剂量重新服用伊沙佐米

注:ADR 发生率数据来自临床试验 C16010,ADR 分级依照 CTCAE v4.03。

5. 药物相互作用(表 109)

表 109　伊沙佐米的药物相互作用

相互作用药物	相互作用机制	处置方案
CYP3A 强诱导剂	使本品 C_{max} 下降 54%,AUC 下降 74%	避免合用
口服避孕药	当伊沙佐米与地塞米松(已知是 CYP3A4、其他酶和转运蛋白的一种弱效至中效诱导剂)联合给药时,需考虑口服避孕药疗效降低的风险	采取屏障避孕

【特殊人群用药】

1. 老年人　≥65 岁患者无须调整剂量,≥75 岁患者密切监测不良反应。

2. 儿童　无临床资料。

3. 育龄妇女及其配偶　妊娠期不推荐使用。有生育能力的男性和女性患者在治疗期间和治疗后 90 天内严格避孕。

4. 哺乳期妇女　缺乏资料，建议用药期间停止哺乳。

5. 肝、肾功能异常患者

（1）对轻度肝损害［总胆红素≤ULN 和 GOT>ULN，或总胆红素 >（1~1.5）×ULN 和 GOT 任何水平］患者，无须调整本品剂量。对中度［总胆红素 >（1.5~3）×ULN］或重度（总胆红素 >3×ULN）肝损害患者，建议减量至 3mg。

（2）对轻、中度肾损害（CrCl≥30ml/min）患者，无须调整本品剂量。对重度肾损害（CrCl<30ml/min）或需透析的终末期肾病（ESRD）的患者，建议减量至 3mg。本品不能通过透析清除，因此给药时无须考虑透析时间。

（朱志翔　李　响）

【参考资料】

伊沙佐米说明书（2018 年 04 月 12 日修订）。

依维莫司 Everolimus

【简介】

1. 基本信息

商品名：飞尼妥、Afinitor。

性状：白色或微黄色片剂。

规格：2.5mg、5mg 和 10mg。

保存：30℃以下贮藏。避光、防潮，避免儿童误取。

辅料：丁基羟基甲苯、硬脂酸镁、乳糖一水合物、羟丙甲纤维素、交联聚维酮和无水乳糖。

2. 适应证

（1）既往接受舒尼替尼或索拉非尼治疗失败的晚期肾癌成人患者。

（2）不可切除的、局部晚期或转移性的、分化良好的（中度或高度分化）进展期胰腺神经内分泌瘤（pNET）成人患者。

（3）不可切除的、局部晚期或转移性的、分化良好的（中度或高度分化）进展期非功能性胃肠道或肺源性神经内分泌瘤（NET）成人患者。

（4）需要治疗干预但不适于手术切除的结节性硬化症（TSC）相关的室管膜下巨细胞星形细胞瘤（SEGA）成人和≥1岁儿童患者。

（5）不需立即手术治疗的结节性硬化症相关的肾血管平滑肌脂肪瘤（TSC-AML）成人患者。

（6）与依西美坦联用治疗经来曲唑或阿那曲唑治疗失败的绝经后女性激素受体阳性及人表皮生长因子-2（HER2）阴性的晚期乳腺癌（FDA批准）。

（7）用于TSC相关的癫痫部分性发作的成人和≥2岁儿童的辅助治疗（FDA批准）。

3. 作用机制

（1）本品为mTOR选择性抑制剂，mTOR是一种关键丝氨酸-苏氨酸激酶，在一些人体肿瘤中活性上调。依维莫司可与胞内蛋白FKBP12结合形成抑制性的复合体mTORC1，该复合体可抑制mTOR的活性，从而干扰细胞周期、血管新生、糖酵解等相关蛋白的翻译和合成。

（2）本品可使血管内皮细胞生长因子（VEGF）的表达减少。

（3）本品是肿瘤细胞、内皮细胞、成纤维细胞、血管平滑肌细胞生长和增殖的强效抑制剂，在体内外抑制实体瘤的糖酵解。

4. 药动学参数

（1）吸收：晚期实体瘤患者口服5~70mg后1~2小时达峰值（中国群体药动学结果显示，达峰时间为2~3小时）。每日1次给药后，2周内达到稳态。健康受试者中，高脂餐降低本品10mg片剂AUC的22%，降低C_{max}54%。低脂餐降低AUC 32%，降低C_{max}42%。

（2）分布：给予癌症患者10mg/d依维莫司，本品血浆浓度为全血浓度的 20%。健康受试者和中度肝功能受损患者的血浆蛋白结合率约为 74%。

（3）代谢：依维莫司是 CYP3A4 和 P-gp 的底物。有 6 种主要代谢产物，包括 3 个单羟基化代谢产物，2 个水解开环产物和 1 个依维莫司磷脂酰胆碱共轭化合物。代谢产物活性比依维莫司低约 100 倍。

（4）排泄：接受环孢素治疗的移植患者单次口服 3mg 依维莫司后，80% 经粪便排出，5% 经尿液排出，平均消除半衰期约为 30 小时。

【药学监护】

1. 注意事项

（1）对本品任何成分过敏者应禁用；对其他西罗莫司衍生物过敏者禁用。

（2）本品具有免疫抑制性，治疗开始前应彻底治愈已经存在的侵入性真菌感染。治疗期间避免接种活疫苗，避免与接种过活疫苗者密切接触。

（3）因本品影响伤口愈合，因此围手术期患者慎用本品。

（4）建议在开始本品治疗前监测肾功能、胆固醇和甘油三酯、全血细胞计数，并定期复查。

（5）建议在开始治疗前和以后定期检查空腹血糖，尽可能在治疗前获得理想的血糖控制。

（6）对所有患者应进行常规的依维莫司全血谷浓度监测（注：FDA Label 建议对 TSC 相关的室管膜下巨细胞星形细胞瘤和 TSC 相关的癫痫部分性发作进行血药浓度监测）。尤其是治疗开始后、剂量改变后、开始或调整同时给药的 CYP3A4 和 / 或 P-gp 诱导剂或抑制剂后，或肝功能改变后的 1~2 周，评估谷浓度。达到稳定后，在治疗期间对体表面积改变的患者应每 3~6 个月监测一次谷浓度，对体表面积稳定的患者每 6~12 个月监测一次谷浓度。

1）如谷浓度 <5ng/ml，按 2.5mg 的幅度增加日剂量。

2）如谷浓度 >15ng/ml，按 2.5mg 的幅度降低日剂量。

3）如果接受最低可用规格剂量的患者需要下调剂量，应每隔 1 日给药一次。

2. 服药方法

（1）用于治疗 TSC 相关 SEGA 时剂量为 4.5mg/（m² · d），并调整剂量维持血药谷浓度在 5~15ng/ml。用于治疗 TSC 相关的癫痫部分性发作时的剂量为 4mg/（m² · d），并调整剂量维持血药谷浓度在 5~15ng/ml（FDA 批准）。其他适应证的推荐剂量为 10mg q.d.［体表面积计算采用 Dubois 公式：BSA=（$W^{0.425}$ × $H^{0.725}$）× 0.007 184］。

（2）在每天同一时间，用一杯水整片送服本品片剂，不应咀嚼或压碎。食物不影响服药。

（3）对无法吞咽片剂的患者，用药前将本品片剂放入一杯水中（约 30ml），轻轻搅拌至完全溶解（约需 7 分钟）后立即服用。用相同容量的水清洗水杯并将清洗液全部服用，以确保服用了完整剂量。

（4）剂量下调。不同适应证减量方式不一样。对于 TSC 相关 SEGA 和 TSC 相关的癫痫部分性发作患者，通过治疗药物监测来了解后续的给药剂量，以达到谷浓度 5~15ng/ml。其他适应证减量 50%，如果剂量减至最低可用片剂规格以下时，可考虑每隔一日给药。

3. 漏服 在正常服用时间后 6 小时以内可补服遗漏剂量，否则不再补服。

4. 常见及重点不良反应（表 110）

表 110 依维莫司的常见及重点不良反应

名称	总体 / %	3/4 级 / %	处置或备注
非感染性肺炎	19	4.2	①1 级，无须调整，适当监测。 ②2 级，考虑中断治疗，排除感染后考虑使用皮质类固醇对症治疗直至 ≤1 级，以较低剂量重新开始治疗，若 4 周未恢复则终止治疗。 ③3 级，处置方法同上，若再次出现 3 级，则终止治疗。 ④4 级，终止治疗，排除感染后使用皮质类固醇对症处理。 ⑤HER2 阳性乳腺癌患者中总体发生率为 19%，3/4 级发生率为 4%

续表

名称	总体 / %	3/4 级 / %	处置或备注
口腔炎	44~86	4~9	①1 级，无须调整剂量。用不含乙醇的盐水（0.9%）漱口，一天数次，在漱口水吐掉之后 1 小时内不得进食或饮水（避免使用含有过氧化氢、碘、百里香衍生物的产品，因其可使口腔溃疡恶化）。 ②2 级，暂时中断治疗直至恢复至 ≤1 级，以相同剂量重新开始治疗。如果再次出现 2 级口腔炎，中断治疗直至恢复至 ≤1 级，并以较低剂量重新开始治疗。采用局部止痛口腔治疗（如苯佐卡因、氨基丁酯、盐酸丁卡因、薄荷脑或苯酚）± 局部皮质类固醇（如曲安西龙口腔贴剂）。 ③3 级，暂时中断治疗直至恢复至 ≤1 级，以低剂量重新开始治疗。采用口腔止痛治疗 ± 局部皮质类固醇。 ④4 级，终止治疗，对症处理。 ⑤大部分发生在治疗的前 8 周。HER2 阳性乳腺癌患者中总体发生率为 67%，3/4 级发生率为 8%
腹泻	≥10	≥1，且 <10	①1 级，一般无须调整剂量。 ②2 级，暂停依维莫司治疗，给予洛哌丁胺，起始 4mg，之后每次不成形便后服用 2mg，每日最大剂量不超过 16mg，根据实际情况补充液体和电解质。恢复至 0~1 级后建议依维莫司给予原剂量或减量。 ③3 级，对症处理方式同 2 级，恢复至 0~1 级后建议依维莫司减量。 ④4 级，建议终止治疗，对症处理；若必须重启治疗，则建议剂量为原始剂量的 50%。 ⑤HER2 阳性乳腺癌患者中总体发生率为 33%，3/4 级发生率为 2%
皮疹	≥10	≥1，且 <10	①1 级，无须调整剂量，加强预防措施，如保湿等。 ②2 级，一般无须调整剂量。对症治疗措施包括，局部使用 2.5% 氢化可的松软膏或 3% 红霉素软膏或 1% 林可霉素软膏，口服抗过敏药物如氯雷他定等。皮肤干燥瘙痒者，涂抹含甘油的洗剂。以脓包为主时，口服米诺环素 100mg/d。

续表

名称	总体/%	3/4级/%	处置或备注
			③3级,暂停治疗至恢复到0~1级以后减量治疗。局部的抗感染治疗同2级,口服抗感染治疗同时可口服糖皮质激素,如泼尼松等。 ④4级,终止治疗,对症处理基本如3级,严重时给予静脉抗感染药物和糖皮质激素。 ⑤HER2阳性乳腺癌患者中总体发生率为39%,3/4级发生率为1%
血小板减少	—	≥1,且<10	①1级,无须调整剂量。 ②2级,暂时中断治疗,直至≤1级,以相同剂量重新开始治疗。 ③3级,暂时中断治疗,直至≤1级,以低剂量重新开始治疗。 ④4级,处置同3级的方法。 ⑤HER2阳性乳腺癌患者中总体发生率为54%,3/4级发生率为3%
中性粒细胞减少	—	≥1,且<10	①1~2级,无须调整剂量。 ②3级,暂时中断治疗,直至≤2级,以相同剂量重新开始治疗。 ③4级,暂时中断治疗,直至≤2级,以低剂量重新开始治疗。 ④HER2阳性乳腺癌患者中总体发生率为31%,3/4级发生率为2%
发热性中性粒细胞减少	—	—	①1~2级,无须调整剂量。 ②3级,暂时中断治疗,直至≤2级,以低剂量重新开始治疗。 ③4级,终止治疗
肝功能损伤	—	≥1,且<10	①轻度(Child-Pugh A级):推荐剂量为7.5mg/d,若不能耐受,可降至5mg/d。 ②中度(Child-Pugh B级):推荐剂量为5mg/d,若不能耐受,可降至2.5mg/d。 ③重度(Child-Pugh C级):如预期获益超过风险,可尝试最高2.5mg/d。 对肝功能损伤进行相应的对症治疗,并动态评估肝功能分级

续表

名称	总体 / %	3/4 级 / %	处置或备注
血糖升高	≥10	≥1,且<10	①1~2 级,无须调整剂量,动态监测。②3 级,暂时中断治疗,对症处理,恢复后以低剂量重新治疗。③4 级,终止治疗,对症处理。④HER2 阳性乳腺癌患者中总体发生率为 69%,3/4 发生率为 9%
胆固醇升高	≥10	无相关资料	①1~2 级,无须调整剂量,动态监测。②HER2 阳性乳腺癌患者中总体发生率为 70%,3/4 级发生率为 0.6%

注: ADR 发生率数据来自 Ⅱ 期和 Ⅲ 期临床试验,ADR 分级参考 CTCAE v4.03 版。

5. 药物相互作用(表 111)

表 111 依维莫司的药物相互作用

相互作用药物	相互作用机制	处置方案
CYP3A4 强抑制剂	本品主要经 CYP3A4 代谢,影响 CYP3A4 代谢的药物均有可能产生相互作用	避免与强抑制剂合用(因增加暴露量)
CYP3A4 强诱导剂		与强诱导剂合用时,建议增加本品剂量。以 5mg 剂量递增,从 10mg q.d. 增加至 20mg q.d.。避免与圣约翰草合用
中效 CYP3A4 和 / 或 P-gp 抑制剂	本品主要经 CYP3A4 和 P-gp 代谢,影响 CYP3A4 和 P-gp 的药物均有可能产生相互作用	本品剂量降低 50%,如仍不可耐受,考虑隔日给药。1~2 周后监测本品谷浓度。停用中效抑制剂 2~3 日后,恢复本品初始剂量,并于 2 周后监测本品谷浓度
敏感的 CYP3A4 底物	两者合用导致咪达唑仑 C_{max} 上升 25%,AUC_{0-inf} 上升 30%	谨慎合用

【特殊人群用药】

1. 老年人　无须调整剂量,但建议密切监测 ADR。

2. 儿童　室管膜下巨细胞星形细胞瘤儿童,按推荐起始剂量服药,并在之后进行治疗药物监测,达到和维持谷浓度 5~15ng/ml。对于晚期肾癌和神经内分泌瘤,本品暂无儿童用药数据。

3. 育龄妇女及其配偶　有生育潜能的女性在本品治疗期间及结束治疗后 8 周内应避孕,正在使用本品的男性患者不得尝试生育。

4. 哺乳期妇女　尚不知本品是否分泌至母乳中。服用本品的女性在治疗期间以及最后一次剂量后 2 周内不应哺乳。

5. 肝、肾功能异常患者

(1)重度肝损害(Child-Pugh C 级)患者,如果预期的获益大于风险,建议起始剂量降低 50%。中度肝损害(Child-Pugh B 级)患者,建议 5mg/d,如不能很好地耐受,可降低至 2.5mg/d。轻度肝损害(Child-Pugh A 级)患者,建议 7.5mg/d,如不能很好地耐受,可降低至 5mg/d。在开始治疗后,剂量调整后,以及肝功能改变后 1~2 周,应监测谷浓度。

(2)肾功能异常患者,不推荐调整剂量。

(王燕婷　郭子寒)

【参考资料】

[1]依维莫司说明书(2018 年 10 月 17 日修订)。

[2]美国 FDA Afinitor Label(2020 年 2 月修订)。

[3]石远凯,孙燕.临床肿瘤内科手册.6 版.北京:人民卫生出版社,2015。

口服细胞毒性药物

长春瑞滨 Vinorelbine

【简介】

1. 基本信息

商品名:诺维本、Navelbine、盖诺。

性状:诺维本,本品为浅棕色(规格为 20mg)或粉红色(规格为 30mg)软胶囊。内容物为黏性、澄清的浅黄色至橘黄色溶液。盖诺,白色软胶囊,内容物为无色或淡黄色澄明黏稠液体。

规格:20mg、30mg(盖诺只有 20mg 规格)。

保存:储存于 2~8℃。

辅料:无相关资料。

2. 适应证

(1)适用于不可手术切除的局部晚期或转移性非小细胞肺癌,及转移性乳腺癌的单药或联合化疗(诺维本)。

(2)用于ⅢB~Ⅳ期非小细胞肺癌,伴肺外转移且不能耐受静脉给药的患者(盖诺)。

3. 作用机制

本品是一种长春花生物碱,可抑制有丝分裂微管蛋白的聚合作用,在高浓度时可阻断细胞从 G_2 期进入 M 期。本品还可作用于轴突微管,故有神经毒性。

4. 药动学参数

(1)吸收:口服后 1.5~3 小时达峰。绝对生物利用度约 40%。食物不影响暴露。

(2)分布:稳态分布容积平均为 21.2(7.5~39.7)L/kg。本品与血浆蛋白的结合力弱(13.5%),与血细胞的结合力强,尤其是血小板(78%)。肺部浓度比血清中高 300 倍。

(3)代谢:绝大部分经 CYP3A4 代谢。

(4)排泄:平均终末半衰期约 40 小时。主要经胆汁排泄。<5% 经尿液排泄。

【药学监护】

1. 注意事项

（1）禁忌证包括：患有明显影响本品吸收的疾病；既往有胃部或小肠切除的重大手术史；重度肝功能不全；中性粒细胞计数 $<1.5 \times 10^9/L$，或目前或最近（2周）发生严重感染；血小板计数 $<100 \times 10^9/L$；需要氧疗的患者。

（2）诺维本含有山梨醇成分，患罕见遗传性果糖不耐受的患者不可服用本品。

2. 服药方法

（1）前3个疗程用药剂量以体表面积计为 $60mg/m^2$，每周1次服用，每3周为一个疗程。建议用餐时用水送服，禁止咀嚼或吮吸胶囊。盖诺说明书要求最大剂量不超过 $160mg/$周。

（2）第4疗程用药（表112）

表 112 长春瑞滨的给药方案

前3个疗程，60mg/（m²·周），ANC 数量	第4个疗程的建议用药剂量/[mg/（m²·周）]
$>1.0 \times 10^9/L$	80
$(0.5{\sim}1.0) \times 10^9/L$（1次）	80
$(0.5{\sim}1.0) \times 10^9/L$（2次）	60
$<0.5 \times 10^9/L$	60

（3）后续用药：在使用 $80mg/m^2$ 剂量期间，根据表113调整后续疗程的剂量。

表 113 第4疗程后长春瑞滨的给药方案

从第4个疗程起，开始使用 80mg/（m²·周），ANC 数量	后续疗程的建议用药剂量/[mg/（m²·周）]
$>1.0 \times 10^9/L$	80
$(0.5{\sim}1.0) \times 10^9/L$（1次）	80
$(0.5{\sim}1.0) \times 10^9/L$（2次）	60
$<0.5 \times 10^9/L$	60

（4）80mg/m^2（诺维本）相当于静脉给药30mg/m^2；60mg/m^2（诺维本）相当于静脉给药25mg/m^2。

（5）按60mg/m^{2}给药的总剂量不能超过每周120mg，按80mg/m^{2}给药的总剂量不能超过每周160mg。

3. 漏服　缺乏资料。

4. 常见及重点不良反应（表114）

表114　长春瑞滨的常见及重点不良反应

名称	总体/%	3/4级/%	处置或备注
WBC减少	70.6	30.7	——
ANC减少	71.5	47.7	——
PLT减少	10.8	——	——
贫血	67.4	3.8	——
呕吐	54.7	6.3	通过标准的止吐预处理和饮食指导即可处理
腹泻	49.7	5.7	——
传染和感染	12.7	4.4	——
脱发	29.4	——	通常是轻度

注：ADR发生率数据来自诺维本临床试验。

5. 药物相互作用（表115）

表115　长春瑞滨的药物相互作用

相互作用药物	相互作用机制	处置方案
CYP3A4强抑制剂	本品经CYP3A4代谢，抑制酶活性会增加本品暴露	不推荐合用
CYP3A4强诱导剂	本品经CYP3A4代谢，抑制酶活性会减少本品暴露	
蛋白酶抑制剂	降低本品肝脏代谢，增加暴露	谨慎合用
丝裂霉素	引起支气管痉挛和呼吸困难等肺毒性增加	谨慎合用

续表

相互作用药物	相互作用机制	处置方案
口服抗凝药	—	提高 INR 的监测频率
黄热病疫苗	致命的全身疫苗疾病的风险	禁用
减毒活疫苗	全身疫苗疾病的风险	慎用
苯妥英	减少苯妥英的胃肠道吸收,降低疗效	联合时慎用
血管紧张素转换酶(ACE)抑制药	血管性水肿(如气道或舌肿胀,伴或不伴呼吸道损害)的风险升高	谨慎

【特殊人群用药】

1. 老年人　无须调整剂量,但增加剂量时应谨慎。

2. 儿童　安全性未确定,不建议使用。

3. 育龄妇女及其配偶　妊娠期禁用,育龄妇女及男性患者治疗期间和治疗后至少 3 个月充分避孕。

4. 哺乳期妇女　无法确定是否分泌到母乳中,建议中断哺乳。

5. 肝、肾功能异常患者

(1)轻度肝功能异常[胆红素 <1.5 × ULN,且 GOT 和 / 或 GPT 为(1.5~2.5)× ULN]患者,给予标准剂量 $60mg/m^2$;中度肝功能异常[胆红素为(1.5~3)× ULN]患者,给予剂量 $50mg/m^2$;禁用于重度肝功能异常患者。

(2)肾功能异常患者无须调整剂量。

(任夏洋　郭子寒)

【参考资料】

[1]诺维本说明书(2018 年 01 月 08 日修订)。

[2]盖诺说明书(2014 年 12 月 31 日修订)。

雌莫司汀 Estramustine

【简介】

1. 基本信息

商品名:艾去适、Emcyt。

性状:本品为白色不透明硬胶囊。内容物为类白色粉末。

规格:140mg。

保存:25℃以下,遮光保存。

辅料:无相关资料。

2. 适应证

晚期前列腺癌,尤其是激素难治性前列腺癌;对于预后因素显示对单纯激素疗法效果差的患者,可作为一线治疗。

3. 作用机制

本品整个分子为抗有丝分裂剂,作用于有丝分裂期,可抑制微管的装配和解聚,使细胞停滞于分裂中期。分子中的氨基甲酸酯水解后,代谢物介导释放的雌激素发挥抗促性腺激素作用。

4. 药动学参数

(1)吸收:资料缺乏。

(2)分布:资料缺乏。

(3)代谢:本品在肠和前列腺内能迅速去磷酸化释放雌莫司汀和雌酮氮芥,并在前列腺组织中积聚。这些代谢物在血浆中的半衰期为10~20小时。

(4)排泄:资料缺乏。

【药学监护】

1. 注意事项

(1)禁忌证包括:已知对雌二醇或氮芥类药物或任何辅料过敏;既往严重的白细胞减少和/或血小板减少;严重的肝脏疾病;严重的心血管疾病:缺血性、血栓栓塞性或体液潴留引发的并发症。避免接种活疫苗。

（2）以下情况慎用：有血栓性静脉炎、血栓形成或血栓栓塞、脑血管及冠状动脉疾病病史，肝、肾功能异常，高钙血症。

（3）定期监测肝功能、血压、糖耐量和全血细胞计数。

2. 服药方法

（1）7~14mg/（kg·d），分2或3次服用。

（2）至少在餐前1小时或餐后2小时以一杯水服用。避免与含钙、镁、铝的食物或药物（如牛奶、抗酸剂）同服。

3. 漏服 缺乏资料。

4. 常见及重点不良反应（表116）

表116 雌莫司汀的常见及重点不良反应

名称	总体 / %	3/4 级 / %	处置或备注
乳房增大	75.3	—	—
乳房疼痛	71.0	—	—
LDH 和 / 或 GOT ↑	33.3	—	—
体液潴留 / 水肿	20.4	—	周围性水肿加剧,体液潴留可能引起其他症状,如癫痫、偏头痛或肾功能不全,需密切观察
恶心	16.1	—	—
腹泻	12.9	—	—
呼吸困难	11.8	—	—
其他需要注意的 ADR：充血性心力衰竭、心肌缺血、糖耐量减低、栓塞、血管性水肿			

注：ADR 发生率数据来自 FDA 说明书中 Emcyt 临床试验。

5. 药物相互作用（表 117）

表 117 雌莫司汀的药物相互作用

相互作用药物	相互作用机制	处置方案
含钙、镁、铝的药物或食品（牛奶）	多价金属与本品形成沉淀，减少本品吸收	避免同时服用
ACEI	合用导致血管性水肿风险增加	谨慎合用，监测不良反应
三环类抗抑郁药	抑制三环类抗抑郁药的代谢，增加其暴露	谨慎合用，监测不良反应

常用 ACEI：卡托普利、贝那普利、依那普利、福辛普利、培哚普利、赖诺普利、雷米普利。

常用三环类抗抑郁药：阿米替林、丙米嗪、多塞平、氯米帕明

【特殊人群用药】

1. 老年人 无须调整剂量，但增加剂量时应谨慎。

2. 儿童 禁用。

3. 育龄妇女及其配偶 正在服用本品的男性患者充分避孕。女性患者不适用本品。

4. 哺乳期妇女 女性患者不适用本品。

5. 肝、肾功能异常患者

（1）肝功能异常者慎用，严重肝脏疾病者禁用。

（2）肾功能异常者慎用。

（朱志翔 杜 琼）

【参考资料】

［1］艾去适说明书（2017 年 05 月 19 日修订）。

［2］美国 FDA Emcyt Label（2018 年 07 月 09 日修订）。

环磷酰胺 Cyclophosphamide

【简介】

1. 基本信息

商品名（只列举口服剂型）: 癌得星。

性状: ①癌得星,糖衣片,除去糖衣后显白色。②FDA 批准,25mg,蓝色/不透明蓝色胶囊,黑字印刷 "54006",内含白色或灰白色粉末。50mg,蓝色/不透明蓝色胶囊,黑字印刷 "54881",内含白色或灰白色粉末。

规格: 25mg 和 50mg。

保存: 国内说明书要求避光,密封,30℃以下保存。FDA 说明书要求 20~25℃保存,短时间可保持于 15~30℃。

辅料: 无相关资料。

2. 适应证

（1）国内说明书:对恶性淋巴瘤、急性或慢性淋巴细胞白血病、多发性骨髓瘤有较好的疗效,对乳腺癌、睾丸肿瘤、卵巢癌、肺癌、头颈部鳞癌、鼻咽癌、神经母细胞瘤、横纹肌肉瘤及骨肉瘤均有一定的疗效。

（2）美国 FDA 说明书:用于以下恶性肿瘤,一般用于联合治疗。①恶性淋巴瘤（Ann Arbor 分期 III 和 IV 期）、霍奇金淋巴瘤、淋巴细胞性淋巴瘤（结节性或弥漫性）、混合细胞性淋巴瘤、组织细胞性淋巴瘤、伯基特淋巴瘤。②多发性骨髓瘤。③白血病:慢性淋巴细胞白血病、慢性粒细胞白血病（急变期一般无效）、急性髓细胞和单核细胞白血病、急性淋巴细胞（干细胞）白血病。④蕈样肉芽肿（晚期）、成神经细胞瘤（播散性）、卵巢腺癌、视网膜母细胞瘤、乳腺癌。⑤还可用于糖皮质激素不耐受或无效的儿童微小病变肾病综合征（FDA 批准）。

3. 作用机制

本品在体外无活性,进入体内被肝或肿瘤内存在的过量磷酰胺酶或磷酸酶水解,变为活化作用型的磷酸胺氮芥而起作用。其作用机制与氮芥相似,与 DNA 发生交叉联结,抑制 DNA 的合成,也可干扰 RNA 的功能,属细胞周期非特异性药物。本品抗瘤谱广,对多种肿瘤细胞有抑制作用。

4. 药动学参数

(1)吸收:口服吸收迅速,口服达峰时间 1 小时,生物利用度 >75%。

(2)分布:蛋白结合率 20%,分布容积近似为体内全部含水量(30~50L)。

(3)代谢:主要代谢部位为肝,约 75% 经肝药酶 P450 活化代谢,包括 CYP2A6、CYP2B6(活化作用最强)、CYP3A4、CYP3A5、CYP2C9、CYP2C18 和 CYP2C19。本品可增加自身代谢速度,12~24 小时间隔持续给药,本品清除速度增加,半衰期缩短。

(4)排泄:主要为代谢物。静脉给药后 10%~20% 以原型经尿液排泄,4% 经肝脏排泄。本品可被血液透析清除。

【药学监护】

1. 注意事项　下列情况应慎用:骨髓抑制、有痛风病史、肝损害、感染、肾损害、肿瘤细胞浸润骨髓、有泌尿系结石史、曾接受过化疗或放疗。

2. 服药方法　口服。成人常用量:2~4mg/(kg·d),连用 10~14 日,休息 1~2 周重复。儿童常用量:2~6mg/(kg·d),连用 10~14 日,休息 1~2 周重复。服药后可给予足量液体,以加速药物从尿液排出,所以建议在早上服用本品。

3. 漏服　不再补服。

4. 常见及重点不良反应(表 118)

表 118　环磷酰胺的常见及重点不良反应

名称	处置	备注
骨髓抑制	对症处理	WBC 减少最常见,最低值在用药后的 1~2 周,多在 2~3 周后恢复
恶心呕吐	—	一般停药后 1~3 日可缓解
泌尿系统反应	多饮水,大剂量给药时应水化利尿	表现为膀胱刺激、少尿、血尿
其他需要关注的 ADR 包括:脱发、口腔炎、中毒性肝炎、月经紊乱、精子减少和肺纤维化		

5. 药物相互作用(表 119)

表 119 环磷酰胺的药物相互作用

相互作用药物	相互作用机制	处置方案
抗痛风药物(别嘌醇,秋水仙碱,丙磺舒)	本品增加尿酸水平,别嘌醇可增加环磷酰胺骨髓毒性	调整抗痛风药物剂量。密切监控环磷酰胺毒性
多柔比星	增加心脏毒性	谨慎使用
大剂量巴比妥,皮质激素,氯霉素	增加环磷酰胺急性毒性	
去极化肌松药	本品持久、显著抑制胆碱酯酶,合用时增加呼吸停止风险	10 日内应用本品的患者,谨慎使用去极化肌松药

【特殊人群用药】

1. 老年人 缺乏资料,建议从小剂量开始。

2. 儿童 有报道称,长时间使用可造成幼年女性卵巢纤维化和生殖细胞凋亡,以及造成停经。也可造成幼年男性睾丸萎缩,或者成年后精子减少。对儿童用药需要权衡利弊。

3. 育龄妇女及其配偶 妊娠期禁用。女性患者用药后1 年需要避孕,男性患者用药期间和用药后至少 4 个月需要避孕。

4. 哺乳期妇女 本品会分泌入乳汁,建议用药期间停止哺乳。

5. 肝、肾功能异常患者

(1)肝功能异常时,本品剂量应减少至治疗量的 1/3~1/2。

(2)肾功能异常时,本品剂量应减少至治疗量的 1/3~1/2,对肌酐清除率已经降低的患者,建议密切监控 ADR。中度(CrCl 25~50ml/min)、重度(CrCl 10~24ml/min)肾功能不全以及血液透析患者 AUC 分别增加 38%、64% 和 23%。

(朱志翔 郭子寒)

【参考资料】

[1] 环磷酰胺说明书(2015 年 12 月 01 日修订)。

　　[2]　美 国 FDA Cyclophosphamide 说 明 书（2019 年 09 月
修订）。

卡培他滨 Capecitabine

【简介】

1. 基本信息

商品名：希罗达（Xeloda）、首辅、艾滨、卓仑。

性状：

（1）希罗达：150mg，双凸、长方形、浅桃色包衣片，除去包
衣后显白色。一面有 "XELODA" 字样，另一面有 "150" 字样；
500mg，双凸、长方形、桃色包衣片，除去包衣后显白色。一面有
"XELODA" 字样，另一面有 "500" 字样。

（2）首辅、卓仑：薄膜衣片，除去包衣后显白色或类白色。

（3）艾滨：桃色薄膜衣片，除去包衣后显类白色。

规格：150mg、500mg（首辅只有 500mg 规格）。

保存：

（1）希罗达：25℃密闭保存，15~30℃亦可接受。

（2）首辅：密闭，常温（10~30℃）保存。

（3）艾滨：25℃以下密闭保存。

（4）卓仑：密闭，室温（10~30℃）保存。

辅料：

（1）希罗达：乳糖，微晶纤维素，羟丙基纤维素，交联羧甲
基纤维素钠，二氧化硅，硬脂酸镁。

（2）卓仑：乳糖，微晶纤维素，交联羧甲基纤维素钠，羟丙
甲纤维素，硬脂酸镁，薄膜包衣，预混剂（胃溶型），乙醇。

其他暂无资料。

2. 适应证

（1）结肠癌辅助化疗：本品适用于 Dukes C 期、原发肿瘤根
治术后、接受氟尿嘧啶类药物单独治疗的结肠癌患者的单药辅
助治疗。

（2）结直肠癌：本品单药或与奥沙利铂联合适用于转移性

结直肠癌的一线治疗。

（3）乳腺癌联合化疗：本品可与多西他赛联合用于治疗含蒽环类药物化疗方案失败的转移性乳腺癌。

（4）乳腺癌单药化疗：本品亦可单独用于治疗对紫杉醇及含蒽环类药物化疗方案均耐药或对紫杉醇耐药和不能再使用蒽环类药物治疗（如已经接受了累积剂量 $400mg/m^2$ 多柔比星或多柔比星同类药物）的转移性乳腺癌患者。

（5）胃癌：本品适用于不能手术的晚期或者转移性胃癌的一线治疗。

（6）胃癌辅助治疗：本品与奥沙利铂联合用于 Ⅱ 期和 Ⅲ 期胃腺癌患者根治切除术后的辅助化疗。

3. 作用机制 在体内，本品在酶作用下转化为 5-FU。正常细胞和肿瘤细胞都能将 5-FU 代谢为 5- 氟 -2- 脱氧尿苷酸单磷酸（FdUMP）和 5- 氟尿苷三磷酸（FUTP）。这些代谢产物通过两种不同机制引起细胞损伤。首先，FdUMP 及叶酸协同因子 $N_{5,10}-$ 亚甲基四氢叶酸与胸苷酸合成酶（TS）结合形成共价结合的三重复合物。这种结合抑制 $2'-$ 脱氧尿嘧啶核苷酸形成胸核苷酸。胸核苷酸是胸腺嘧啶核苷三磷酸的必需前体，而后者是 DNA 合成所必需的，因此该化合物的不足能抑制细胞分裂。其次，在 RNA 合成过程中，核转录酶可能会在尿苷三磷酸（UTP）的部位错误地编入 FUTP。这种代谢错误将会干扰 RNA 的加工处理和蛋白质的合成。

4. 药动学参数

（1）吸收：口服后本品 1.5 小时达峰，本品的活性代谢产物 5-FU 约 2 小时达峰。食物使本品平均 C_{max} 和 $AUC_{0-\infty}$ 分别降低 60% 和 35%，使 5-FU 的 C_{max} 和 $AUC_{0-\infty}$ 分别降低 43% 和 21%，5-FU 的达峰时间延迟 1.5 小时。

（2）分布：本品及其代谢产物血浆蛋白结合率 <60%，与浓度无关。本品主要与人白蛋白结合（约 35%）。

（3）代谢：本品经酶代谢为 5-FU。二氢嘧啶脱氢酶将 5-FU 氢化为毒性低得多的 5- 氟 -5,6- 二氢氟尿嘧啶（FUH_2）。二氢嘧啶酶再将 FUH_2 代谢成 5- 氟脲基丙酸（FUPA）。最后 β- 脲基丙酸酶将 FUPA 裂解为 α- 氟 -β- 丙氨酸（FBAL），经尿清除。

（4）排泄：本品及其代谢产物大部分（95.5%）经尿液排泄，2.6% 经粪便排泄。

【药学监护】

1. 注意事项

（1）既往对氟尿嘧啶有严重、非预期的反应或已知对氟尿嘧啶过敏的患者禁用卡培他滨。

（2）同其他氟尿嘧啶药物一样，卡培他滨禁用于已知二氢嘧啶脱氢酶（DPD）缺陷的患者。

（3）卡培他滨不应与索利夫定或其类似物（如溴夫定）同时给药。

（4）卡培他滨禁用于严重肾损害患者（CrCl<30 ml/min）。

（5）联合化疗时，如存在任一联合药物相关的禁忌证，则应避免使用该药物。

（6）同时使用卡培他滨及香豆素类衍生物的患者，应密切监测抗凝指标，根据监测结果调整抗凝剂用量。

2. 服药方法

（1）本品应在餐后 30 分钟内用水吞服，每日 2 次（早晚各 1 次）。剂量根据方案调整，见表 120。

表 120　卡培他滨的给药方案

治疗方案	卡培他滨剂量	备注
本品单药	$1\,250mg/m^2$ b.i.d.	本品治疗 2 周停 1 周，3 周一个疗程
与多西他赛联用	$1\,250mg/m^2$ b.i.d.	① 本品治疗 2 周停 1 周，3 周一个疗程； ② 多西他赛 $75mg/m^2$，每 3 周 1 次，静脉滴注 1 小时
与奥沙利铂联用	$1\,000mg/m^2$ b.i.d.	① 本品治疗 2 周停 1 周，3 周一个疗程； ② 奥沙利铂（$130mg/m^2$，静脉滴注 2 小时）给药结束后的当天给予本品

（2）本品剂量调整方案（表 121）

表 121　卡培他滨的剂量调整方案

ADR 级别	ADR 次数	处置
1 级		不建议调整剂量,可维持原剂量治疗
2 级	首次	停药,待 ADR 恢复≤1 级后,以原剂量继续治疗
	第 2 次	停药,待 ADR 恢复≤1 级后,以 75% 的起始剂量继续治疗
	第 3 次	停药,待 ADR 恢复≤1 级后,以 50% 的起始剂量继续治疗
	第 4 次	永久停药
3 级	第 1 次	停药,待 ADR 恢复≤1 级后,以 75% 的起始剂量继续治疗
	第 2 次	停药,待 ADR 恢复≤1 级后,以 50% 的起始剂量继续治疗
	第 3 次	永久停药
4 级	第 1 次	永久停药,或者待缓解至≤1 级后,以 50% 起始剂量继续治疗
	第 2 次	永久停药

（3）本品联合多西他赛时剂量调整方案（表 122）

表 122　卡培他滨联合多西他赛时的剂量调整方案

ADR 级别	ADR 次数	处置
2 级	首次	暂停本品直至 ADR 缓解至≤1 级后,以原剂量继续治疗。若 2 级 ADR 持续到下一次疗程,延迟治疗直至 ADR 缓解至≤1 级,然后以原剂量继续治疗
	第 2 次	暂停本品直至 ADR 缓解至≤1 级后,以本品原剂量的 75% 继续治疗。若 2 级 ADR 持续到下一次疗程,延迟治疗直至 ADR 缓解至≤1 级,然后以本品原剂量的 75% 和多西他赛 55mg/m² 继续治疗

续表

ADR 级别	ADR 次数	处置
	第 3 次	暂停本品直至 ADR 缓解至 ≤1 级后,以本品原剂量的 50% 继续治疗。若 2 级 ADR 持续到下一次疗程,延迟治疗直至 ADR 缓解至 ≤1 级,然后以本品原剂量的 50%(停用多西他赛)继续治疗
	第 4 次	中止治疗
3 级	第 1 次	暂停本品直至 ADR 缓解至 ≤1 级后,以本品原剂量的 75% 继续治疗。若 2 级 ADR 持续到下一次疗程,延迟治疗直至 ADR 缓解至 ≤1 级,然后以本品原剂量的 75% 和多西他赛 55mg/m^2 继续治疗
	第 2 次	暂停本品直至 ADR 缓解至 ≤1 级后,以本品原剂量的 50% 继续治疗。若 2 级 ADR 持续到下一次疗程,延迟治疗直至 ADR 缓解至 ≤1 级,然后以本品原剂量的 50%(停用多西他赛)继续治疗
	第 3 次	中止治疗
4 级	第 1 次	中止治疗,或者待缓解至 ≤1 级后,以本品原剂量的 50% 继续治疗
	第 2 次	永久中止治疗

3. 漏服 漏服以及因毒性反应缺失的剂量,不再补服。

4. 常见及重点不良反应(表 123)

表 123 卡培他滨的常见及重点不良反应

名称	总体 /%	3/4 级 /%	处置或备注
畏食	≥10	1	—
脱水	5~10	3	出现畏食、虚弱、恶心、呕吐或腹泻易转为脱水。当出现 2 级(或以上)脱水症状时,必须立即停止卡培他滨的治疗,同时纠正脱水

续表

名称	总体 / %	3/4 级 / %	处置或备注
食欲低下	5~10	<1	—
腹泻	≥10	13	严重腹泻的患者应给予密切监护,若患者开始出现脱水,应立即补充液体和电解质。在合理用药范围,应及早开始使用标准止泻治疗药物(如洛哌丁胺)。必要时需降低给药剂量
呕吐	≥10	4	—
恶心	≥10	4	—
口腔炎	≥10	4	—
腹痛	≥10	3	—
手足综合征	≥10	17	手足综合征中位出现时间为79 天(11~360 天)
皮炎	≥10	<1	
疲劳	≥10	3	
嗜睡	≥10	<1	
味觉异常	5~10	<1	—
高胆红素血症	5~10	1	药物相关的胆红素升高 >3 × ULN 或转氨酶升高 >2.5 × ULN,应立即暂停卡培他滨,直至胆红素低于 3 × ULN 或者转氨酶低于 2.5 × ULN,可恢复使用卡培他滨

注:ADR 发生率数据来自卡培他滨治疗结肠癌和乳腺癌的临床研究各 4 项。

5. 药物相互作用（表 124）

表 124 卡培他滨的药物相互作用

相互作用药物	相互作用机制	处置方案
经 CYP2C9 代谢的药物	本品可抑制 CYP2C9	谨慎合用。与华法林、苯妥英合用时应监测 INR 和苯妥英血药浓度
索利夫定及其类似物,如溴夫定	索利夫定及其类似物抑制氟尿嘧啶代谢酶活性,增加氟尿嘧啶暴露	避免合用,或者间隔≥4 周再使用本品

【特殊人群用药】

1. 老年人 本品单药使用时的≥80 岁患者和联合用药时的≥65 岁患者不良反应发生率可能较高,建议密切监控。对于联合多西他赛化疗的≥60 岁患者,建议卡培他滨的起始剂量减为标准剂量的 75%。

2. 儿童 缺乏针对≤18 岁患者的资料。

3. 育龄妇女及其配偶 妊娠或可能妊娠者禁用。育龄妇女末次给药后至少 6 个月内充分避孕,男性患者末次给药后 3 个月内充分避孕。

4. 哺乳期妇女 本品使用期间和末次给药后 2 周内停止哺乳。

5. 肝、肾功能异常患者

（1）对由肝转移引起的轻、中度肝功能障碍患者不必调整起始剂量,但应密切监测。

（2）对中度肾损害患者（基线 CrCl 30~50ml/min）,建议卡培他滨起始剂量减为标准剂量的 75%。

（陈 喆 李 焕）

【参考资料】

［1］希罗达说明书（2019 年 06 月 13 日修订）。

［2］首辅说明书（2014 年 01 月 13 日修订）。

［3］艾滨说明书（2020 年 01 月 20 日修订）。

［4］卓仑说明书（2020 年 01 月 20 日修订）。

［5］美国 FDA Xeloda Label（2019 年 02 月修订）。

六甲蜜胺 Altretamine

【简介】

1. 基本信息

商品名:护贞、艾宁多。

性状:胶囊剂,内容物为白色或类白色粉末。片剂,白色片。肠溶包衣片,除去包衣后显白色。

规格:50mg、100mg。

保存:避光,密封保存。

辅料:无相关资料。

2. 适应证
本品用于卵巢癌、小细胞肺癌、恶性淋巴瘤、子宫内膜癌的联合化疗,对卵巢癌及小细胞肺癌疗效尤佳。

3. 作用机制
本品为嘧啶类抗代谢药物,主要抑制二氢叶酸还原酶,干扰叶酸代谢,选择性抑制 DNA、RNA 和蛋白质合成,为周期特异性药,与烷化剂无交叉耐药。

4. 药动学参数

(1)吸收:口服后血浆达峰时间为 2~3 小时,血浆药物半衰期为 13 小时。

(2)分布:蛋白结合率 94%。

(3)代谢:通过肝脏代谢。

(4)排泄:主要代谢物经尿液排出,消除半衰期 4.7~10.2 小时。

【药学监护】

1. 注意事项

(1)严重骨髓抑制和神经毒性患者禁用。

(2)用药期间定期监测血常规。注意处理恶心呕吐、神经毒性等不良反应。

2. 服药方法
口服,10~16mg/(kg·d),分 4 次服,21 天为一个疗程;或 6~8mg/(kg·d),90 天为一个疗程。联合方案中,推荐总量为 150~200mg/m²,连用 14 天。服用方法:普通胶囊、片剂,饭后 1~1.5 小时或睡前口服,能减少胃肠道反应;肠溶片,每日剂量分次服用,或睡前顿服。

3. 漏服或误服　误服立即就医。

4. 常见及重点不良反应(表 125)

表 125　六甲蜜胺的常见及重点不良反应

名称	总体 /%	3/4 级 /%	处置或备注
恶心呕吐	33	—	NCCN 止吐指南中未提及其致吐级别,一般不需要常规预防止吐。若出现呕吐,可考虑使用 5-HT$_3$ 受体拮抗剂或地塞米松或甲氧氯普胺处理
贫血	33	—	
血小板减少	31	—	建议按一般原则,中断治疗或者减量
周围神经毒性	31	—	出现于长期服用后,为剂量限制级毒性,一般停药 4~5 个月可减轻或消失
碱性磷酸酶升高	9	—	
白细胞减少	5	—	建议按一般原则,中断治疗或者减量

5. 药物相互作用(表 126)

表 126　六甲蜜胺的药物相互作用

相互作用药物	相互作用机制	处置方案
单胺氧化酶抑制剂、抗抑郁药	可导致严重的直立性低血压	避免合用
甲氧氯普胺	可致肌张力障碍	避免合用
维生素 B$_6$	虽然有可能减轻周围神经毒性,但会降低本品的疗效	不建议合用

【特殊人群用药】

1. 老年人 >65 岁患者酌情减量。

2. 儿童 无临床资料,不推荐使用。

3. 孕妇 孕妇慎用。

4. 哺乳期妇女 哺乳期妇女慎用。

5. 肝、肾功能异常患者 未查及。

(王燕婷 杜 琼)

【参考资料】

[1]艾宁多说明书(2015 年 12 月 01 日修订)。

[2]护贞说明书(2015 年 12 月 01 日修订)。

[3]六甲蜜胺肠溶片说明书(2015 年 09 月 30 日修订)。

[4]WIERNIK P H, YEAP B, VOGLS E, et al. Hexamethylmelamine and Low or Moderate Dose Cisplatin With or Without Pyridoxine for Treatment of Advanced Ovarian Carcinoma: A Study of the Eastern Cooperative Oncology Group. Cancer Invest, 1992, 10(1): 1-9.

氯氧喹 Chloroxoquinoline

【简介】

1. 基本信息

商品名:安体舒。

性状:胶囊剂,内容物为白色或类白色结晶性粉末。

规格:200mg。

保存:常温、避光、密封保存。

辅料:无相关资料。

2. 适应证 乳腺癌、非小细胞肺癌。

3. 作用机制 氯氧喹可抑制肿瘤细胞的 DNA 合成。

4. 药动学参数 健康志愿者药动学符合口服给药二室开放模型,口服 1.25 小时血药浓度达峰;分布较快,$t_{1/2\alpha}$ 为

（ 2.094 ± 0.958 ）小时,消除半衰期 $t_{1/2\beta}$ 为（ 20.283 ± 1.491 ）小时。鼻咽癌患者药动学符合一级吸收、二室开放模型,1.6 小时血药浓度达峰, $t_{1/2\alpha}$ 为（ 1.91 ± 0.07 ）小时, $t_{1/2\beta}$ 为（ 16.93 ± 1.29 ）小时。

【药学监护】

1. 注意事项　长期服用应定期检查血象及肝功能。

2. 服药方法　口服,一次 2 粒,一日 3 次;或 $20\sim30\text{mg}/(\text{kg}\cdot\text{d})$,分 3 次服。连服 4 周为一个疗程。

3. 漏服或误服　未查及。

4. 常见及重点不良反应　胃肠道反应（胃部不适,食欲欠佳,恶心,呕吐）和血液毒性（白细胞减少,血红蛋白减少）,发生率无相关资料。

5. 药物相互作用（表 127）

表 127　氯氧喹的药物相互作用

相互作用药物	相互作用机制	处置方案
中枢抑制药	氯氧喹有中枢抑制作用	可能需要降低中枢抑制药的剂量
经 CYP3A1 和 CYP1A2 代谢的药物	大鼠实验显示本品可诱导 CYP3A1 和 CYP1A2	注意监测合并药物的疗效

【特殊人群用药】

1. 老年人　尚不明确。

2. 儿童　尚不明确。

3. 孕妇　尚不明确。

4. 哺乳期妇女　尚不明确。

5. 肝、肾功能异常患者　未查及。

（朱志翔　李　焕）

【参考资料】

［1］氯氧喹说明书（2007 年 08 月 23 日修订）。

［2］XIN L, YING L, WEI G, et al. Auto-Induction Effect of Chloroxoquinoline on the Cytochrome P450 Enzymes of Rats Associated with CYP 3A and 1A. PLOS ONE, 2015, 10（9）: e0138875.

替吉奥 Tegafur, Gimeracil and Oteracil Potassium

【简介】

1. 基本信息

商品名：爱斯万、苏立、维康达、艾奕、臻奥。

性状

（1）爱斯万：胶囊，内含白色粉末和颗粒的硬胶囊，有白色或橙色胶囊帽和白色胶囊体。

（2）维康达、苏立、艾奕：硬胶囊，内容物为白色或类白色颗粒或粉末。

（3）臻奥：片剂，白色或类白色。

规格

（1）20mg：替加氟 20mg，吉美嘧啶 5.8mg，奥替拉西钾 19.6mg。

（2）25mg：替加氟 25mg，吉美嘧啶 7.25mg，奥替拉西钾 24.5mg。

保存：爱斯万，室温、密封保存。苏立、维康达，遮光、密封，25℃以下保存。

辅料：爱斯万，乳糖、硬脂酸镁。苏立，乳糖、交联聚维酮 -10、硬脂酸镁和玉米淀粉。

2. 适应证 不能切除的局部晚期或转移性胃癌。

3. 作用机制 本品由替加氟（FT）、吉美嘧啶（CDHP）和奥替拉西钾（Oxo）组成。FT 在体内转化成氟尿嘧啶（5-FU），CDHP 选择性可逆抑制存在于肝脏的 5-FU 分解代谢酶 DPD，从而提高了来自替加氟的 5-FU 浓度。伴随着体内 5-FU 浓度的升高，肿瘤组织内 5-FU 磷酸化产物 5- 氟核苷酸可维持较高

浓度,从而增强抗肿瘤疗效。Oxo 口服后分布于胃肠道,可选择性可逆抑制乳清酸磷酸核糖转移酶,从而选择性抑制 5-FU 转化为 5- 氟核苷酸,在不影响 5-FU 抗肿瘤活性的同时减轻胃肠道毒副作用。

5-FU 主要作用机制是通过其活性代谢产物 FdUMP 和 dUMP 与胸腺嘧啶核苷酸合成酶竞争性结合,同时与还原型叶酸形成三聚体,从而抑制 DNA 的合成;此外,5-FU 转化为 FUTP 并整合至 RNA 分子,从而破坏 RNA 的功能。

4. 药动学参数

(1)吸收:本品 25~200mg 口服后,替加氟、吉美嘧啶、奥替拉西钾和氟尿嘧啶的 AUC 和 C_{max} 呈剂量依赖性增加。

(2)分布:替加氟、吉美嘧啶、奥替拉西钾和氟尿嘧啶的蛋白结合率分别为 49%~56%、32%~33%、7%~10% 和 17%~20%。

(3)代谢:肝脏 CYP2A6 将替加氟代谢为 5-FU。

(4)排泄:单次服药后,7.8% 的替加氟、52.8% 的吉美嘧啶、3.5%~3.9% 的奥替拉西钾、11.4% 的代谢物氰尿酸和 7.4% 的氟尿嘧啶经尿液排泄。消除半衰期:替加氟为(11.3±3.1)小时,吉美嘧啶为(3.0±0.5)小时,奥替拉西钾为(3.0±1.4)小时,氰尿酸为(3.8±1.6)小时,氟尿嘧啶为(1.9±0.4)小时。

【药学监护】

1. 注意事项

(1)下列情况禁用:重度骨髓抑制、重度肾功能异常(因 5-FU 分解代谢酶抑制剂吉美嘧啶经尿液排泄明显降低时可能导致 5-FU 的血药浓度升高,从而加重骨髓抑制等不良反应)、重度肝功能异常、正在接受氟胞嘧啶治疗、正在接受索利夫定及其结构类似物(如溴夫定)治疗。

(2)下列情况慎用:骨髓抑制、肝肾功能异常、感染存在、糖耐量异常、存在间质性肺疾病(病史)、心脏病(病史)、消化道溃疡会出血以及老年患者。

2. 服药方法

（1）根据表128决定成人的首次剂量。每日2次、早晚餐后口服,连续给药28天、休息14天为一个治疗周期。

表128 替吉奥的首次剂量

体表面积 /m²	首次剂量
<1.25	每次 40mg
1.25~<1.5	每次 50mg
≥1.5	每次 60mg

（2）剂量调整方案:根据患者情况,按照表129调整剂量。每次给药量按40mg、50mg、60mg、75mg四个剂量等级顺序递增或递减。如需增量,按照上述顺序增加1个剂量等级,上限为75mg/次。如需减量,则按照剂量等级递减,下限为40mg/次。

表129 替吉奥的剂量调整方案

减量	初始剂量	增量
停药	40mg	50mg → 60mg → 75mg
停药← 40mg	50mg	60mg → 75mg
停药← 40mg ← 50mg	60mg	75mg

3. 漏服 缺乏资料。

4. 常见及重点不良反应（表130）

表130 替吉奥的常见及重点不良反应

名称	总体 /%	3级 /%	处置或备注
贫血	38.1	5.7	中位发生时间25日,中位恢复时间5.5日
中性粒细胞减少	43.9	8.5	—

续表

名称	总体 / %	3 级 / %	处置或备注
白细胞减少	45.8	2.8	中位发生时间 27 日，中位恢复时间 7 日
PLT 减少	10.9	1.6	中位发生时间 24 日，中位恢复时间 6 日
GOT 升高	11.1	—	中位发生时间 25 日，中位恢复时间 7 日
GPT 升高	11.1	—	中位发生时间 25 日，中位恢复时间 7 日
食欲下降	33.9	3.5	—
呕吐	7.8	0.5	—
腹泻	18.7	2.9	中位发生时间 24.5日，中位恢复时间 9 日
皮疹	11.8	—	中位发生时间 21 日，中位恢复时间 14 日
口腔炎	17.1	—	中位发生时间 28 日，中位恢复时间 13.5 日
间质性肺疾病	0.3	—	停药并采取相应措施
DIC	0.4	—	停药并采取相应措施
重度肠炎	0.5	—	停药并采取相应措施
其他需要关注的 ADR：急性重度肝（肾）功能异常、心肌梗死、心绞痛、心律失常、心力衰竭、中毒性表皮坏死松解症（TEN）、Stevens-Johnson 综合征（SJS）、PRES/RPLS、急性胰腺炎、横纹肌溶解症、嗅觉丧失、泪管阻塞			

注：ADR 发生率数据来自日本进行的胃癌、结直肠癌、非小细胞肺癌、头颈癌、乳腺癌Ⅱ期多中心注册临床试验，不包括既往接受过治疗的乳腺癌、胰腺癌及胆管癌患者。

5. 药物相互作用（表131）

表131　替吉奥的药物相互作用

相互作用药物	相互作用机制	处置方案
氟尿嘧啶类抗肿瘤药或抗真菌药物	本品抑制氟胞嘧啶和氟尿嘧啶类药物分解代谢，导致后者暴露升高	本品停药7天后再使用氟尿嘧啶类药物
索利夫定及其结构类似物如溴夫定	索利夫定和溴夫定的代谢产物溴乙烯基尿嘧啶不可逆抑制二氢嘧啶脱氢酶，使5-FU暴露增加	避免合用，或者间隔56日再使用替吉奥，或监测二氢嘧啶脱氢酶（DPD）的活性
苯妥英类	替加氟抑制苯妥英代谢，使苯妥英暴露增加	根据不良反应，考虑停药
华法林	本品增加华法林抗凝作用	监测凝血

注：氟尿嘧啶类抗肿瘤药包括5-FU、替加氟、替加氟/尿嘧啶（UFT）、替加氟、去氧氟尿苷、卡培他滨、卡莫氟、亚叶酸盐+UFT联合疗法和左旋亚叶酸盐+氟尿嘧啶联合疗法。

【特殊人群用药】

1. 老年人　慎重，注意监测不良反应。

2. 儿童　缺乏资料。如必须使用，须考虑本品对性腺的影响并密切监测不良反应。

3. 育龄妇女及其配偶　本品致畸，妊娠或可能妊娠者禁用。

4. 哺乳期妇女　停止哺乳。

5. 肝、肾功能异常患者

（1）轻、中度肝损害慎用，重度肝损害禁用。

（2）轻、中度肾损害慎用，重度肾损害禁用。

（周海燕　李　焕）

【参考资料】

［1］爱斯万说明书（2018年03月02日修订）。

［2］维康达说明书（2011年07月18日修订）。

［3］苏立说明书（2019年04月11日修订）。

［4］艾奕说明书（2019年02月26日修订）。

［5］臻奥说明书（2014年02月24日修订）。

替莫唑胺 Temozolomide

【简介】

1. 基本信息

商品名：泰道、Temodar、蒂清、交宁。

性状

（1）泰道：硬胶囊，内容物为白色至淡粉色或淡棕色粉末。

（2）蒂清：硬胶囊，内容物为白色粉末。

（3）交宁：硬胶囊，内容物为类白色至淡粉色颗粒状粉末。

规格

（1）泰道：20mg和100mg。FDA Temodar还有5mg、140mg、180mg和250mg规格。

（2）蒂清：5mg、20mg、50mg和100mg。

（3）交宁：20mg。

保存

（1）泰道：2~25℃保存，置于儿童接触不到的地方。

（2）蒂清：避光，密封，2~30℃保存。

（3）交宁：密封，25℃以下保存。

辅料

（1）泰道：无水乳糖、二氧化硅、羧甲淀粉钠（A型）、酒石酸、硬脂酸、白虫胶、乙醇、正丁醇、丙二醇、水、氨、氢氧化钾、氧化铁红、明胶、十二烷基硫酸钠和氧化铁黄。

（2）蒂清、交宁：无资料。

2. 适应证

（1）新诊断的多形性胶质母细胞瘤，开始先与放疗联合治疗，随后作为维持治疗。

（2）常规治疗后复发或进展的多形性胶质母细胞瘤或间变性星形细胞瘤。

3. 作用机制　本品为咪唑并四嗪类烷化剂。在体内可迅速转化为活性产物 MTIC[5-(3-甲基三氮烯-1-)咪唑-4-酰胺],MTIC 导致 DNA 分子上鸟嘌呤第6位氧原子及第7位氮原子的烷基化,导致错配修复(MMR),发挥细胞毒作用。

4. 药动学参数

(1)吸收:口服 0.5~1.5 小时达峰。与食物同服可导致 C_{max} 降低 33%,AUC 降低 9%,达峰时间延迟。

(2)分布:平均表观分布容积 0.4L/kg,蛋白结合率 10%~20%,可透过血脑屏障,脑脊液暴露约为血浆的 30%。

(3)代谢:生理 pH 条件下,本品自发水解为活性代谢产物 MTIC 和替莫唑胺酸代谢物,MTIC 进一步水解为 5-氨基-咪唑-4-酰胺和甲基肼。CYP450 在本品和 MTIC 的代谢中仅起次要作用。

(4)排泄:主要经尿液排泄。

【药学监护】

1. 注意事项

(1)严重骨髓抑制者禁用。

(2)对替莫唑胺或达卡巴嗪(DTIC)过敏者禁用。

(3)建议建立肝功能基线并定期监测。

(4)可导致疲劳嗜睡,应避免驾驶。

(5)治疗期间,需要预防肺孢子菌肺炎的发生,如果发生淋巴细胞减少,则需预防至淋巴细胞恢复≤1级。

(6)本品含有乳糖,乳糖不耐受者慎用。

2. 服药方法

(1)空腹(餐前至少1小时)随一杯水整粒吞服,不能打开或咀嚼本品。如胶囊破损,避免内容物接触皮肤和黏膜。服用本品前后,可考虑使用止吐药物。

(2)新诊断的多形性胶质母细胞瘤成人患者

1)同步放化疗期:本品 75mg/(m^2·d),共 42 日,同时接受局部放疗(60Gy 分 30 次)。同步放化疗期间剂量调整方案见表 132。

2)维持治疗期:同步放化疗结束后4周,进行6个周期的本品单药治疗。

表 132　新诊断的多形性胶质母细胞瘤成人患者
同步放化疗期替莫唑胺的剂量调整方案

毒性	暂停 TMZ[a]	终止 TMZ
绝对中性粒细胞计数（ANC）	$\geq 0.5 \times 10^9/L$ 且 $<1.5 \times 10^9/L$	$<0.5 \times 10^9/L$
血小板计数（PLT）	$\geq 10 \times 10^9/L$ 且 $<100 \times 10^9/L$	$<10 \times 10^9/L$
CTC 非血液学毒性（脱发、恶心和呕吐除外）	CTC 2 级	CTC 3 或 4 级

注：[a] 如果符合以下标准，可继续合并使用 TMZ 治疗，绝对中性粒细胞计数 $\geq 1.5 \times 10^9/L$，血小板计数 $\geq 100 \times 10^9/L$，CTC- 非血液学毒性 ≤ 1 级（脱发、恶心和呕吐除外）。

第 1 周期的剂量是 150mg/（$m^2 \cdot d$），每天 1 次，共 5 天，然后停药 23 天。第 2 周期开始时，如果第 1 周期 CTC 的非血液学毒性 ≤ 2 级（除脱发、恶心和呕吐外）、绝对中性粒细胞计数（ANC）$\geq 1.5 \times 10^9/L$ 和血小板计数 $\geq 100 \times 10^9/L$，则剂量可增至 200mg/（$m^2 \cdot d$）。如果第 2 周期的剂量没有增加，在以后的周期中也不应增加剂量。除出现毒性外，以后各周期的剂量维持在 200mg/（$m^2 \cdot d$）。治疗期间按照表 132 调整剂量，第 22 天（首剂本品后 21 天）应检测全血细胞计数。应按表 133 降低剂量或终止服用本品。

表 133　新诊断的多形性胶质母细胞瘤成人
患者维持治疗期剂量调整方案

不良反应		剂量调整	终止给药	剂量调整梯度
ANC	$<1.0 \times 10^9/L$	下周期降低一个剂量水平	如果需要降至 $<100mg/m^2$，4 级或降低剂量后重现出现了同样的 3 级非血液学毒性	$200mg/m^2 \rightarrow 150mg/m^2 \rightarrow 100mg/m^2$ 推荐的最低剂量为 $100mg/m^2$
PLT	$<50 \times 10^9/L$			
非血液不良反应（脱发、恶心和呕吐除外）	CTC 3 级			

（3）常规治疗后复发或进展的多形性胶质母细胞瘤或间变性星形细胞瘤成人患者：对以前未接受过化疗患者，本品口服剂量是 200mg/（$m^2 \cdot d$），共 5 天。每 28 天为一个周期。对以前曾接受过化疗的患者，本品起始剂量是 150mg/（$m^2 \cdot d$），如果下个周期第 1 天的 ANC ≥1.5 × 10^9/L 和血小板计数 ≥100 × 10^9/L，则第 2 周期的剂量增为 200mg/（$m^2 \cdot d$）。应根据 ANC 和血小板计数最低值调整本品的剂量。

必须符合以下实验室参数才能用药：ANC ≥1.5 × 10^9/L 和血小板计数 ≥100 × 10^9/L。第 22 天（首剂后 21 天）或距离这一天的 48 小时内进行全血细胞计数，此后每周 1 次，直至 ANC ≥1.5 × 10^9/L 和血小板计数 ≥100 × 10^9/L。如果任何一个周期内的 ANC<1.0 × 10^9/L 或血小板计数 <50 × 10^9/L，下个周期的剂量必须降低一个水平。剂量水平包括 100mg/（$m^2 \cdot d$）、150mg/（$m^2 \cdot d$）和 200mg/（$m^2 \cdot d$）。推荐的最低剂量为 100mg/（$m^2 \cdot d$）。

（4）儿童患者：本品适用于 ≥3 岁的复发或进展的恶性胶质瘤儿童患者。推荐剂量：200mg/（$m^2 \cdot d$），共 5 日，每 28 日为一个周期。对于曾接受过化疗的患儿，起始剂量为 150mg/（$m^2 \cdot d$），共 5 日，如没有出现毒性，下个周期剂量增至 200mg/（$m^2 \cdot d$）。

3. 漏服 服药后出现呕吐，当天不补服第 2 剂。

4. 常见及重点不良反应（表 134）

表 134 替莫唑胺的常见及重点不良反应

名称	总体 /%	3/4 级 /%	处置或备注
ANC ↓	≥10	17	停药或剂量下调
PLT ↓	≥10	19	停药或剂量下调 剂量限制毒性，开始几个周期的 21~28 天
淋巴细胞减少	—	56	5 天
恶心呕吐	42~53	4	对症治疗，标准止吐治疗
再生障碍性贫血	0.1~1	—	停药。中位时间 33 天，恢复时间 1~4 个月

续表

名称	总体 / %	3/4 级 / %	处置或备注
肝毒性（胆汁淤积、转氨酶升高等）	40	—	治疗前、治疗期间以及停药 2~4 周都要进行肝功能检查
肺孢子菌肺炎	—	—	严密监测所有接受替莫唑胺治疗的患者,尤其伴有类固醇治疗更易发生。长于 42 天的给药方案发生可能性高
脱发	55~69	—	—
头痛	41	—	—
疲乏	≥10	—	—

注:ADR 发生率数据来自本品治疗脑胶质瘤的临床试验。

5. 药物相互作用（表 135）

表 135 替莫唑胺的药物相互作用

相互作用药物	相互作用机制	处置方案
丙戊酸	本品清除率出现轻度降低	无资料
导致骨髓抑制的药物	相互叠加,骨髓抑制加重	无资料

注:替莫唑胺不经肝代谢,蛋白结合率低,不太可能影响其他药物的药动学。

【特殊人群用药】

1. 老年人 ≥70 岁患者发生 ANC 降低和 PLT 降低的可能性较年轻人大。

2. 儿童 >3 岁儿童的耐受性与成人相似,≤3 岁患者资料缺乏。

3. 育龄妇女及其配偶 不推荐孕妇使用。治疗期间及停药后的女性 6 个月内充分避孕,男性 6 个月（FDA Label 中为 3 个月）内充分避孕。本品可能导致不可逆不育,男性在用药前应考虑冷冻保存精子。

4. 哺乳期妇女　无临床资料,不建议用于哺乳期妇女。

5. 肝、肾功能异常患者　肝、肾功能异常患者无须调整剂量。但对严重肝、肾功能不全的患者,应用本品时need加倍小心。

(贾　贝　杜　琼)

【参考资料】

[1] 泰道说明书(2018 年 02 月 26 日修订)。

[2] 蒂清说明书(2020 年 01 月 07 日修订)。

[3] 交宁说明书(2014 年 03 月 28 日修订)。

[4] 美国 FDA Temodar Label(2019 年 11 月修订)。

依托泊苷 Etoposide

【简介】

1. 基本信息

其他名称:VP-16。

商品名:拉司太特、威克、泊瑞。

性状:拉司太特,软胶囊,内容物为无色或浅黄色透明黏液性液体。威克、泊瑞,软胶囊,内容物为无色至淡黄色澄清黏稠液体。

规格:拉司太特,25mg(原研厂商日本 Nippon Kayaku 在日本上市 25mg 和 50mg 两种规格,同时将软胶囊改进为硬胶囊以缩小尺寸)。威克、泊瑞,50mg。

保存:拉司太特,遮光,密闭,2~8℃保存。威克、泊瑞,避光、密闭,2~10℃保存。

辅料:拉司太特,聚乙二醇、对羟基甲酸乙酯、对羟基苯甲酸丙酯。威克、泊瑞,无相关资料。

2. 适应证

(1)拉司太特:小细胞肺癌,恶性淋巴瘤(在日本被批准的适应证还包括宫颈癌、联合含铂化疗治疗卵巢癌)。

(2)威克、泊瑞:小细胞肺癌,恶性淋巴瘤,恶性生殖细胞瘤、白血病、神经母细胞瘤、横纹肌肉瘤、卵巢癌、非小细胞肺癌、胃癌和食管癌。

3. 作用机制　本品是鬼臼脂的半合成衍生物,是细胞周期特异性抗肿瘤药物,作用于细胞周期的晚 S 期或 G_2 期,作用位点是 DNA 拓扑异构酶Ⅱ。本品与此酶形成药物 - 酶 -DNA 稳定的可逆性复合物,阻碍 DNA 修复。这种阻碍 DNA 修复的作用可随药物的清除而逆转,使损伤的 DNA 得到修复,降低细胞毒作用。因此,延长药物给药时间可提高抗肿瘤活性。

4. 药动学参数

（1）吸收:口服达峰时间 1~2 小时（拉司太特）;0.5~4 小时（泊瑞、威克）。食物会影响体内吸收、分布。

（2）分布:口服生物利用度 50%（泊瑞、威克）。表观分布容积 0.26（0.14~0.51）L/kg。主要分布在血液、子宫、卵巢、癌组织、肾、肝,无蓄积,不易透过血脑屏障,脑脊液中的药物浓度为血浆的 1%~10%。血浆蛋白结合率为 97%。

（3）代谢:主要经肝代谢,CYP3A4 参与代谢。

（4）排泄:被吸收的药物主要经尿液排泄。72 小时内排出 45%,其中 15% 为代谢产物,仅有 1.5%~16% 从粪便中排泄。本品终末半衰期为 4~11 小时。

【药学监护】

1. 注意事项

（1）本品可致骨髓抑制,应定期监测血常规和肝、肾功能,随时调整剂量。

（2）肝、肾功能异常及老年人慎用本药。

（3）对儿童及育龄的患者给药时,应考虑对性腺的影响。

（4）低白蛋白血症患者发生本品相关毒性的风险增加。

2. 服药方法

（1）口服,餐前以温开水送服,每日服药的时间应尽可能相同。

（2）有多种给药方案,药量及疗程根据病情和症状适当增减:

1）拉司太特:175~200mg/d,连续 5 天,停药 3 周;或 50~75mg/d,连续 21 天,停药 1 周。

2）威克:单用 60~100mg/（$m^2 \cdot d$）,连用 10 天,每 3~4 周

重复;联合化疗 50mg/(m²·d),连用 3 或 5 天。

3. 漏服或误服 漏服不再补服,误服立即就医。

4. 常见及重点不良反应(表 136)

表 136 依托泊苷的常见及重点不良反应

名称	总体 /%	3/4 级 /%	处置或备注
ANC ↓	60~91	—	增加监测频率,减量或者停药
PLT ↓	22~41	—	—
恶心 / 呕吐	31~43	—	标准止吐治疗
脱发	8~66		

5. 药物相互作用(表 137)

表 137 依托泊苷的药物相互作用

相互作用药物	相互作用机制	处置方案
顺铂	大剂量顺铂降低本品清除,增加本品暴露	未提及
葡萄柚汁	降低本品生物利用度	未提及

【特殊人群用药】

1. 老年人 老年患者因肝、肾功能减退,血药浓度可能增加,建议密切监测不良反应,考虑降低剂量。

2. 儿童 数据缺乏,慎用。如果使用,应考虑对性腺的影响。

3. 育龄妇女及其配偶 本品致畸,有妊娠可能的妇女最好不用本品,育龄妇女及其配偶使用时应充分避孕。

4. 哺乳期妇女 本品可进入乳汁,哺乳期妇女使用时应中止哺乳。

5. 肝、肾功能异常患者 重度肝、肾功能异常患者禁用,其他级别肝、肾功能异常患者慎用,根据临床情况和实验室指标决定。

(杨珺 朱志翔 李焕)

【参考资料】

［1］拉司太特说明书（2018年07月19日修订）。

［2］泊瑞说明书（2015年12月01日修订）。

［3］威克说明书（2015年12月01日修订）。

［4］Rasutetto 日本说明书（2018年10月修订）。

［5］注射用磷酸依托泊苷说明书（2019年5月修订）。

［6］LUM B L, KAUBISCH S, YAHANDA A M, et al. Alteration of etoposide pharmacokinetics and pharmacodynamics by cyclosporine in a phase I trial to modulate drug resistance. J Clin Oncol, 1992, 10（10）: 1635-1642.

［7］LACAYO N J, LUM B L, BECTON D L, et al. Pharmacokinetic interactions of cyclosporine with etoposide and mitoxantrone in children with acute myeloid leukemia. Leukemia, 2002, 16（5）: 920-927.

［8］REIF S, NICOLSON M C, BISSET D, et al. Effect of grapefruit juice intake on etoposide bioavailability. Eur J Clin Pharmacol, 2002, 58（7）: 491-494.

［9］TOFFOLI G, CORONA G, BASSO B, et al. Pharmacokinetic optimisation of treatment with oral etoposide. Clin Pharmacokinet, 2004, 43（7）: 441-466.

［10］MILLER A A, ROSNER G L, RATAIN M J, et al. Pharmacology of 21-day oral etoposide given in combination with i. v. cisplatin in patients with extensive-stage small cell lung cancer: a cancer and leukemia group B study（CALGB 9062）. Clin Cancer Res, 1997, 3（5）: 719-725.

［11］LICHTMAN S M, WILDIERS H, CHATELUT E, et al. International Society of Geriatric Oncology Chemotherapy Taskforce: evaluation of chemotherapy in older patients—an analysis of the medical literature. J Clin Oncol, 2007, 25（14）: 1832-1843.

附　录

附录1　相互作用汇总：影响靶向药物代谢的药物

口服靶向药	可能发生相互作用的药物		机制
阿比特龙 阿帕替尼 阿昔替尼 埃克替尼 安罗替尼 奥拉帕利 奥希替尼 吡咯替尼 长春瑞滨 达沙替尼 厄洛替尼 吉非替尼 克唑替尼 拉帕替尼 芦可替尼 尼洛替尼 哌柏西利 培唑帕尼 瑞戈非尼 塞瑞替尼 舒尼替尼 索拉非尼 维莫非尼 伊布替尼 伊马替尼 伊沙佐米 依维莫司	CYP3A4诱导剂	阿伐麦布 奥卡西平 苯巴比妥 苯妥英 波生坦 地塞米松 恩杂鲁胺 贯叶连翘 卡马西平 利福布汀 利福喷丁 利福平 莫达非尼 萘夫西林 依非韦伦 依曲韦林	诱导CYP3A4，加快口服靶向药物代谢
厄洛替尼 安罗替尼	CYP1A2诱导剂	奥美拉唑 孟鲁司特 莫雷西嗪	诱导CYP1A2，加快口服靶向药物代谢

续表

口服靶向药	可能发生相互作用的药物		机制
埃克替尼	CYP2C19 诱导剂	氨鲁米特	诱导 CYP2C19,加快口服靶向药物代谢
阿帕替尼 阿昔替尼 安罗替尼 奥拉帕利 吡咯替尼 长春瑞滨 达沙替尼 厄洛替尼 吉非替尼 克唑替尼 拉帕替尼 芦可替尼 尼洛替尼 哌柏西利 培唑帕尼 瑞戈非尼 塞瑞替尼 舒尼替尼 维莫非尼 伊布替尼 伊马替尼 依维莫司	CYP3A4 强抑制剂	阿扎那韦 波普瑞韦 泊沙康唑 伏立康唑 红霉素 克拉霉素 利托那韦 洛匹那韦 米拉地尔 萘法唑酮 奈非那韦 葡萄柚 / 西柚 沙奎那韦 泰利霉素 特拉匹韦 伊曲康唑 茚地那韦	抑制 CYP3A4,减慢口服靶向药物代谢
奥拉帕利 伊布替尼 依维莫司	CYP3A4 中效抑制剂	阿瑞匹坦 安普那韦 胺碘酮 地尔硫草 达芦那韦 氟康唑 福沙那韦 环孢素 环丙沙星 决奈达隆 克唑替尼 膦沙那韦 维拉帕米 伊马替尼	抑制 CYP3A4,减慢口服靶向药物代谢

口服靶向药	可能发生相互作用的药物		机制
安罗替尼	CYP1A2 抑制剂	氟伏沙明 环丙沙星 依诺沙星	抑制 CYP1A2, 减慢口服靶向药物代谢
芦可替尼	CYP2C9 抑制剂	氟康唑	抑制 CYP2C9, 减慢口服靶向药物代谢
瑞戈非尼	UGT1A9 抑制剂	二氟尼柳 甲芬那酸 尼氟酸	抑制 UGT1A9, 减慢口服靶向药物代谢
阿法替尼 吡咯替尼 厄洛替尼 拉帕替尼 （可能） 培唑帕尼 塞瑞替尼 依维莫司	P-gp 抑制剂	胺碘酮 红霉素 环孢素 奎尼丁 利托那韦 奈非那韦 沙奎那韦 他克莫司 维拉帕米 伊曲康唑	抑制 P-gp, 减慢口服靶向药物代谢
阿法替尼 拉帕替尼 （可能） 培唑帕尼 塞瑞替尼	P-gp 诱导剂	苯妥英 苯巴比妥 贯叶连翘 卡马西平 利福平	诱导 P-gp, 加快口服靶向药物代谢
培唑帕尼	BCRP 抑制剂	拉帕替尼	抑制 BCRP, 减慢口服靶向药物代谢
培唑帕尼	BCRP 诱导剂		诱导 BCRP, 加快口服靶向药物代谢
长春瑞滨	蛋白酶抑制剂		降低长春花生物碱类的肝脏代谢, 增加长春瑞滨暴露
长春瑞滨	丝裂霉素		引起支气管痉挛和呼吸困难等肺毒性增加

附录 2　相互作用汇总：代谢受靶向
药物影响的药物

口服靶向药物	可能发生相互作用的药物		机制 [a]
阿昔替尼 维莫非尼	CYP1A2 底物	茶碱 替托尼定	抑制 CYP1A2
氯氧喹	CYP1A 底物		诱导 CYP1A
厄洛替尼			抑制 CYP1A
塞瑞替尼	CYP2A6 底物		抑制 CYP2A6
安罗替尼	CYP2B6 底物		抑制 CYP2B6
阿比特龙 安罗替尼 厄洛替尼 拉帕替尼 培唑帕尼（可能） 维莫非尼（可能）	CYP2C8 底物	吡格列酮 紫杉醇	抑制 CYP2C8
安罗替尼 阿帕替尼 埃克替尼 卡培他滨（可能） 塞瑞替尼 索拉非尼（可能） 维莫非尼（可能） 伊马替尼	CYP2C9 底物	苯妥英 华法林	抑制 CYP2C9
安罗替尼 吡咯替尼 伊马替尼	CYP2C19 底物	华法林	抑制 CYP2C19
阿比特龙 达可替尼 培唑帕尼（可能） 伊马替尼（可能）	CYP2D6 底物	硫利达嗪 右美沙芬	抑制 CYP2D6
塞瑞替尼	CYP2E1 底物		抑制 CYP2E1
埃克替尼 安罗替尼 阿帕替尼 达沙替尼 克唑替尼 尼洛替尼 哌柏西利	CYP3A4 底物	HMG-CoA 还 原酶抑制剂 阿芬太尼 阿司咪唑 苯二氮䓬类 二氢吡啶 苄普地尔	抑制 CYP3A4

续表

口服靶向药物	可能发生相互作用的药物		机制 [a]
培唑帕尼（可能） 塞瑞替尼 伊马替尼 依维莫司		芬太尼 钙通道拮抗剂 环孢素 奎尼丁	
氯氧唑 维莫非尼 仑伐替尼		麦角生物碱 咪达唑仑 那格列奈 匹莫齐特 他克莫司 特非那定 西罗莫司 西沙必利 依维莫司	诱导 CYP3A4
厄洛替尼 培唑帕尼（可能） 瑞戈非尼	UGT1A1 底物	伊立替康	抑制 UGT1A1
奥希替尼	PXR/P-gp 底物	阿利吉仑 地高辛 达比加群酯 非索非那定	抑制 PXR/P-gp
阿来替尼 呋喹替尼 拉帕替尼 芦可替尼 哌柏西利 维莫非尼 伊布替尼	P-gp 底物	地高辛 达比加群酯 秋水仙碱	抑制 P-gp
仑伐替尼			诱导 P-gp
阿来替尼 奥希替尼 呋喹替尼 芦可替尼 哌柏西利 瑞戈非尼 伊布替尼	BCRP 底物	阿托伐他汀 氟伐他汀 甲氨蝶呤 柳氮磺吡啶 瑞舒伐他汀	抑制 BCRP
哌柏西利	转运蛋白 OTC1 的底物	二甲双胍	抑制转运蛋白 OTC

注：[a] 靶向药物影响底物代谢的机制。

附录3　CTCAE(第4版)常见毒性反应分级

不良事件	分级				
	1	2	3	4	5
	血液和淋巴系统				
贫血	血红蛋白10.0g/dl~<正常值下限；6.2mmol/L~<正常值下限；100g/L~<正常值下限	血红蛋白8.0~<10.0g/dl；4.9~<6.2mmol/L；80~<100g/L	血红蛋白<8.0g/dl；<4.9mmol/L；<80g/L；需要输血治疗	危及生命；需要紧急治疗	死亡
发热性中性粒细胞减低	—	—	ANC<1 000/mm³伴有单次体温>38.3℃或体温≥38℃持续1小时以上	危及生命；需要紧急治疗	死亡
中性粒细胞计数降低	1 500/mm³~<正常值下限；1.5×10⁹/L~<正常值下限	1 000~<1 500/mm³；1.0×10⁹~<1.5×10⁹/L	500~<1 000/mm³；0.5×10⁹~<1.0×10⁹/L	<500/mm³；<0.5×10⁹/L	—
血小板计数降低	75 000/mm³~<正常值下限；75.0×10⁹/L~<正常值下限	50 000~<75 000/mm³；50.0×10⁹~<75.0×10⁹/L	25 000~<50 000；25.0×10⁹~<50.0×10⁹/L	<25 000/mm³；<25.0×10⁹/L	—
白细胞减少	3 000/mm³~<正常值下限；3.0×10⁹/L~<正常值下限	2 000~<3 000/mm³；2.0×10⁹~<3.0×10⁹/L	1 000~<2 000/mm³；1.0×10⁹~<2.0×10⁹/L	<1 000/mm³；<1.0×10⁹/L	—

不良事件	分级				
	1	2	3	4	5
胃肠系统					
便秘	偶然或间断性出现症状；偶尔需要使用粪便软化剂、轻泻药、饮食习惯调整或灌肠	持续性症状，需要规律使用轻泻药或灌肠；影响工具性日常生活活动	需手工疏通的顽固性便秘；影响自理性日常生活活动	危及生命；需要紧急治疗	死亡
腹泻	与基线相比，大便次数增加，每天<4次；造瘘口排出物轻度增加	与基线相比，大便次数增加，每天4~6次；造瘘口排出物中度增加	与基线相比，大便次数增加，每天≥7次；大便失禁；需要住院治疗；与基线相比，造瘘口排出物重度增加；影响自理性日常生活活动	危及生命；需要紧急治疗	死亡
胃炎	无症状；仅临床检查和诊断发现；无须治疗	有症状；胃肠道功能改变；需要药物治疗	进食或饮食重度改变；需要肠外营养或者住院治疗	危及生命；需要手术治疗	死亡
口腔黏膜炎	无症状或症状轻微；无须治疗	中度疼痛；不影响经口进食；需要调整饮食	重度疼痛；影响经口进食	危及生命；需要紧急治疗	死亡
恶心	食欲降低，不伴进食习惯改变	经口摄入量减少不伴明显体重下降，脱水或营养不良	经口摄入能量和水分不足；需要管饲，全肠外营养或者住院	—	—

续表

不良事件	分级				
	1	2	3	4	5
呕吐	24小时内1~2次发作(间隔5分钟)	24小时内3~5次发作(间隔5分钟)	24小时内≥6次发作(间隔5分钟);需要管饲、全肠外营养或需要住院治疗	危及生命;需要紧急治疗	死亡
全身性反应					
疲乏	疲乏,休息后缓解	疲乏,休息后不能缓解;影响工具性日常生活活动	疲乏,休息后不能缓解;影响自理性日常生活活动	—	—
发热	38.0~39.0℃	39.0~40.0℃	>40.0℃,≤24小时	>40.0℃,超过24小时	死亡
疼痛	轻度疼痛	中度疼痛;影响工具性日常生活活动	重度疼痛;影响自理性日常生活活动	—	—
体重下降	参照基线,体重减轻5%~<10%,无须治疗	参照基线,体重减轻10%~20%以下,需要给予营养支持	参照基线,体重减轻20%以上,需要鼻饲或全肠外营养	—	—

不良事件	分级				
	1	2	3	4	5
免疫系统					
超敏反应	一过性潮红或皮疹；<38℃的药物热；不需要治疗	需要干预治疗或者输液治疗；对症治疗（如抗组胺药，NSAID，麻醉药物）后迅速缓解；需要预防性口服药≤24小时	持续治疗（对症治疗和输液治疗后不能迅速缓解）；起效后复发；后遗症（如肾功能损害，肺浸润）需要住院治疗	危及生命；需要紧急治疗	死亡
感染和传染					
上呼吸道感染	—	中度，需要口服药物（抗菌药或抗病毒药物治疗）	需要静脉给予抗菌药物，抗真菌或抗病毒药物治疗；需要放射学，内镜或手术治疗	危及生命；需要紧急治疗	死亡
实验室检查					
谷丙转氨酶增高	>正常值上限~3.0倍正常值上限	>3.0倍正常值上限~5.0倍正常值上限	>5.0倍正常值上限~20.0倍正常值上限	>20.0倍正常值上限	—
碱性磷酸酶增高	>正常值上限~2.5倍正常值上限	>2.5倍正常值上限~5.0倍正常值上限	>5.0倍正常值上限~20.0倍正常值上限	>20.0倍正常值上限	—

续表

不良事件	分级				
	1	2	3	4	5
谷草转氨酶增高	>正常值上限~3.0倍正常值上限	>3.0倍正常值上限~5.0倍正常值上限	>5.0倍正常值上限~20.0倍正常值上限	>20.0倍正常值上限	—
血胆红素增高	>正常值上限~1.5倍正常值上限	>1.5倍正常值上限~3.0倍正常值上限	>3.0倍正常值上限~10.0倍正常值上限	>10.0倍正常值上限	—
肌酸激酶增高	>正常值上限~2.5倍正常值上限	>2.5倍正常值上限~5.0倍正常值上限	>5.0倍正常值上限~10.0倍正常值上限	>10.0倍正常值上限	—
肌酐增高	>1倍基线数值~1.5倍正常值上限	>1.5倍基线数值~3.0倍基线数值；>1.5倍正常值上限~3.0倍正常值上限	>3.0倍基线数值；>3.0倍正常值上限~6.0倍正常值上限	>6.0倍正常值上限	—
谷氨酰转移酶增高	>正常值上限~2.5倍正常值上限	>2.5倍正常值上限~5.0倍正常值上限	>5.0倍正常值上限~20.0倍正常值上限	>20.0倍正常值上限	—
活化部分凝血酶时间延长	>正常值上限~1.5倍正常值上限	>1.5倍正常值上限~2.5倍正常值上限	>2.5倍正常值上限；出血	—	—

续表

不良事件	分级				
	1	2	3	4	5
INR 增高	>1倍正常值上限~1.5倍正常值上限; >1倍正常值上限~1.5倍基线水平(抗凝时)	>1.5倍正常值上限~2.5倍正常值上限; >1.5倍正常值上限~2.5倍基线水平(抗凝时)	>2.5倍正常值上限; >2.5倍基线水平(抗凝时)	—	—
高尿酸血症	>正常值上限~0.59mmol/L(10mg/dl)且无生理性后果	—	>正常值上限~0.59mmol/L(10mg/dl)且有生理性后果	>0.59mmol/L(10mg/dl)危及生命	死亡
射血分数降低	—	静息射血分数(EF)50%~40%; 低于基线值10%~19%	静息射血分数(EF)39%~20%; 低于基线值>20%	静息射血分数(EF)<20%	—
心电图Q-T间期延长	Q-Tc 450~480ms	Q-Tc 481~500ms	至少在两个独立的ECGs上出现Q-Tc≥501ms	≥501ms或者从基线改变>60ms和尖端扭转型室性心动过速或重度心律失常体征/症状	—

续表

不良事件	分级				
	1	2	3	4	5
低白蛋白血症	<正常值下限~30g/L；~3g/dl	<20~30g/L；2~3g/dl	<20g/L；<2g/dl	危及生命；需要治疗	死亡
肌肉骨骼和结缔组织					
关节痛	轻度疼痛	中度疼痛；影响工具性日常生活活动	剧痛；影响自理性日常生活活动	—	—
骨痛	轻度疼痛	中度疼痛；影响工具性日常生活活动	剧痛；影响自理性日常生活活动	—	—
肌痛	轻度疼痛	中度疼痛；影响工具性日常生活活动	剧痛；影响自理性日常生活活动	—	—
神经系统					
头痛	轻度头痛	中度头痛；影响工具性日常生活活动	重度头痛；影响自理性日常生活活动	—	—
外周运动神经障碍	无症状，仅临床检查或诊断所见；无须治疗	中度症状；影响工具性日常生活活动	重度症状，影响自理性日常生活活动，需要辅助装置	危及生命；需要紧急治疗	死亡

续表

不良事件	分级				
	1	2	3	4	5
外周感觉神经障碍	无症状,深腱反射减弱或感觉异常	中度症状;影响工具性日常生活活动	重度症状	危及生命;需要紧急治疗	死亡
肾脏和泌尿系统					
急性肾损伤	肌酐水平增加>26.5μmol/L;或者超过基线的1.5~2.0倍	肌酐超过基线的2~3倍	肌酐超过基线的3倍或>353.6μmol/L;需要住院治疗	危及生命;需要透析治疗	死亡
慢性肾脏病	估算肾小球滤过率或肌酐清除率<60ml/(min·1.73m²)或蛋白尿(++);尿蛋白/肌酐>0.5	肾小球滤过率或肌酐清除率59~30ml/(min·1.73m²)	肾小球滤过率或肌酐清除率29~15ml/(min·1.73m²)	肾小球滤过率或肌酐清除率<15ml/(min·1.73m²),需要透析或肾脏移植	死亡
血尿	无症状,仅临床观察或诊断所见,无须治疗	有症状;需要导尿或膀胱灌洗;影响工具性日常生活活动	大量血尿;需要输血、静脉给药或住院治疗;需要择期内镜、放射学或手术干预;影响自理性日常生活活动	危及生命;需要放射学或紧急手术治疗	死亡

续表

不良事件	1	2	3	4	5
蛋白尿	蛋白尿（+），24小时尿蛋白<1.0g	成人：蛋白尿（++），24小时尿蛋白1.0~3.4g；儿童：尿液尿蛋白比值（蛋白质/肌酐）0.5~1.9	成人：24小时尿蛋白>3.5g，儿童：尿液比值（蛋白质/肌酐）>1.9	—	—
呼吸、胸部和纵隔					
咳嗽	轻度症状；需要非处方干预	中度症状；需要药物干预；影响工具性日常生活活动	重度症状；影响自理性日常生活活动	—	—
呼吸困难	中度活动时呼吸短促	少量活动时呼吸短促；影响工具性日常生活活动	休息时呼吸短促；影响自理性日常生活活动	危及生命；需要紧急干预	死亡
呃逆	轻度症状，不需要干预	中度症状；需要干预；影响工具性日常生活活动	重度症状；影响自理性日常生活活动	—	—
皮肤和皮下组织					
脱发	头发减少较此人正常头发量不足50%，远看不明显，而近看方能看出。需要改变发型来掩饰头发丢失，但不需要用假发或假发片来掩饰	头发减少较此人正常头发量≥50%，且他人很容易发现，如果患者希望完全掩饰头发减少则需要使用假发或假发片，伴有心理影响	—	—	—

续表

不良事件	分级				
	1	2	3	4	5
皮肤干燥	累及 <10% 体表面积，无红斑或瘙痒	累及 10%～30% 体表面积，伴有红斑或瘙痒；影响工具性日常生活活动	累及超过 30% 体表面积，伴有红斑或瘙痒；影响自理性日常生活活动	—	—
瘙痒	轻度或局限性的；需要局部干预	剧烈或广泛；间歇性；挠抓引起皮肤改变（肿胀、丘疹、脱皮、苔藓样、渗出与结痂）；需要口服药物干预；影响工具性日常生活活动	剧烈或广泛；持续性；影响自理性日常生活活动与睡眠；需要口服可的松或松或免疫抑制剂治疗	—	—
皮肤色素沉着	色素沉着 <10% 的体表面积；没有心理影响	色素沉着 >10% 的体表面积；伴有心理影响	—	—	—
甲沟炎	甲褶水肿或红斑；角质层受损	需要局部治疗；需要口服药物治疗（例如：抗生素、抗真菌、抗病毒治疗）；甲褶水肿或指甲疼痛性红斑；指甲脱落或指甲分离；影响工具性日常生活活动	需要外科手术治疗或静脉给予抗生素治疗；影响自理性日常生活活动	—	—

续表

不良事件	分级				
	1	2	3	4	5
手足综合征	轻度皮肤改变或皮炎（如红疹、水肿或角化过度），无疼痛	皮肤改变（包括脱皮、水泡、出血、皲裂、水肿或角化过度），伴有疼痛，工具性日常生活活动受限	严重的皮肤改变（包括脱皮、水泡、出血、皲裂、水肿或角化过度），伴有疼痛，自理性日常生活活动受限	—	—
高甘油三酯血症	150~300mg/dl；1.71~3.42mmol/L	>300~500mg/dl；>3.42~5.7mmol/L	>500~1 000mg/dl；>5.7~11.4mmol/L	>1 000mg/dl；>11.4mmol/L；危及生命	死亡

1级：轻度；无症状或轻微症状；仅为临床或诊断所见；无须治疗。2级：中度；需少量、局部或非侵入性治疗；与年龄相当的工具性日常生活活动受限。3级：严重或重要医学上有重要意义但不会危及生命；导致住院或者延长住院时间；致残；自理性日常生活活动受限。4级：危及生命；需要紧急治疗。5级：与不良事件相关的死亡。工具性日常生活活动（instrumental activities of daily living,instrumental ADL）：做饭、购物、使用电话、理财等。自理性日常生活活动：穿衣服、吃饭、如厕、服药等，不包括卧床不起。

附录 4　EGFR 酪氨酸激酶抑制剂皮肤不良反应总结

EGFR 在皮肤及其附属结构上表达,所以 EGFR 酪氨酸激酶抑制剂(EGFR-TKI)常引起皮肤不良反应,特别是不可逆的 EGFR 酪氨酸激酶抑制剂,不良反应发生率更高。

此类不良反应常见表现包括:皮疹、痤疮样皮疹、瘙痒、皮肤干燥;指甲或甲周改变(甲沟炎);皮肤红斑;手足综合征;毛细血管扩张;毛发改变(如斑秃、脱发、睫毛过粗、毛发过多等);色素沉着;皮肤或毛发颜色改变。以皮疹/痤疮样皮疹和甲沟炎两类不良反应最为常见。

关于皮肤不良反应的要点:

1. 皮疹主要发生在富含皮脂腺的区域,如头皮、面部和上部躯干。

2. 不良反应的严重程度不仅与 EGFR-TKI 的种类和治疗时间有关,同时也与患者自身因素相关,如与吸烟、免疫状态、遗传变异(如 K-ras 突变)等相关。

3. 加重不良反应的因素有:阳光曝晒、同期进行放射治疗、皮肤保湿不充分、年龄 >70 岁、曾接受细胞毒性药物治疗继而导致皮肤屏障改变。

4. 不良反应初期的脓包是无菌的,但是继发细菌感染(常见葡萄球菌)在皮疹晚期加重皮肤的损伤,所以需要抗生素的治疗。

5. 有研究显示皮疹可能预示 EGFR-TKI 更好的治疗结局。

6. 皮肤反应通常在治疗开始的前 2 周发生,皮疹形态单一,以丘疹、脓疱疹为主,患者或感觉疼痛、瘙痒和烧灼感。一般经历 4 个不同阶段:①感觉异常、皮疹,可伴有红斑和水肿。②出现脓疱。③脓液性物质和坏死的角质形成结痂。④持久性红斑伴有毛细血管扩张和皮肤干燥,可发生色素沉着。

7. 指甲改变多出现在初始治疗后 4~8 周,可发生于任何指甲或脚趾甲,通常由指(趾)甲根部的边缘开始出现红肿、疼痛,之后两侧甲沟逐渐有发炎、溃疡、出现化脓性肉芽组织等症状,使指(趾)甲内嵌,造成患者活动不便。

治疗要点:

1. 根据附录 3 进行分级,根据说明书要求判断是否需要减量。

2. 对 1/2 级皮疹,可使用局部皮质类固醇和局部抗菌药物。皮质类固醇选择低效类别,如阿氯米松、倍他米松、氟轻松、曲安奈德、氢化可的松,每日 2 次。抗菌药物可选择红霉素、甲硝唑、克林霉素,局部应用,每日 2 次;或者多西环素 100mg/ 米诺环素 100mg,每日 2 次,口服。治疗 2 周后未改善者,考虑接受与 3 级及以上皮疹患者一样的治疗。

3. 对 3 级及以上皮疹,口服可考虑短期全身应用皮质类固醇。前述抗菌药物无效时,可替代选择的抗菌药物包括第一代口服头孢菌素、复方磺胺甲噁唑。尽量进行渗出液培养。

4. 注意日常护理,包括:

(1)保持皮肤清洁、干爽。

(2)注意防晒,常规使用 SPF ≥30 并且含有无机物成分(氧化锌、二氧化钛)的广谱[长波紫外线(ultraviolet A,UVA)/中波紫外线(ultraviolet B,UVB)]防晒剂。

(3)尽量穿着宽松的衣物。

(4)避免对手掌和足底施压过大的剧烈运动,建议使用软鞋垫减轻足部压力,但要保证足底干爽。

(5)避免鞋子过紧。

(6)避免使用含乙醇的护肤品。

(7)减少热淋浴的频次和持续时间,使用微温的水沐浴,沐浴后适当涂抹保湿乳霜。

附录 5 EGFR 酪氨酸激酶抑制剂相关性腹泻总结

1. 临床表现 大便次数明显增多和大便性状的改变。性状改变可表现为稀便、水样便、黏脓便或脓血便。严重腹泻时,患者可出现口渴、皮肤黏膜弹性变差等脱水症状,少数患者还会伴有明显中毒症状(烦躁、精神萎靡、嗜睡、面色苍白、高热或体温不升、外周白细胞计数明显增高等)表现。

2. 机制 EGFR-TKI 导致腹泻的机制尚未完全研究清楚,可能的机制如下。

(1)生理条件下 EGFR 可负性调节肠道上皮氯离子分泌,从而调节肠道对水分的吸收。EGFR-TKI 可增加肠道氯离子分泌,从而导致分泌性腹泻。

(2)TKI 直接导致肠黏膜损伤,肠道吸收面积减少。

（3）TKI 引起回肠末端炎症反应,加剧腹泻发生。

3. 处置要点

（1）了解患者接受 EGFR-TKI 治疗之前 6 周大便情况（基线）,评估患者的饮食特点与对先前治疗的依从性。记录此次出现腹泻症状的时间、持续时间、排便次数、排便性状,参照CTCAE 对腹泻进行分级。

分级	描述
1	与基线相比,大便次数增加 <4 次 /d; 与基线相比,造瘘口排出物轻度增加
2	与基线相比,大便次数增加 4~6 次 /d; 与基线相比,造瘘口排出物中度增加; 日常生活中工具使用受限
3	与基线相比,大便次数增加 ≥7 次 /d; 需要院治疗; 与基线相比,造瘘口排出物重度增加; 日常生活中自理能力受限
4	危及生命; 需要紧急治疗
5	死亡

（2）评估是否有发热、眩晕、痉挛等症状,以排除伴随其他更严重副作用的可能,排除肠道感染。

（3）根据腹泻等级进行止泻、补液治疗。

1）洛哌丁胺首剂 4mg,此后每次腹泻后或每隔 4 小时服用2mg（最多 16mg/d）,直到排便停止达 12 小时为止。除洛哌丁胺外,可考虑使用地芬诺酯和硫酸阿托品。考虑使用益生菌或蒙脱石散。

2）若洛哌丁胺无效,考虑使用阿片类止泻药物,如阿片酊、可待因。

3）补液盐,1L/d。根据情况决定是否静脉补液。

4）严重腹泻考虑使用生长抑素。

（4）根据腹泻等级考虑 TKI 停药、减量或永久停药。一般原则为:①1 级腹泻和 <48 小时的 2 级腹泻,不用停药或减量。②≥48 小时的 2 级腹泻和 ≥3 级腹泻,考虑暂时停药,待腹泻≤1 级后减量恢复治疗。

（5）注意饮食管理,应低脂低纤维饮食,避免含咖啡因、酒精饮食。避免奶制品、辛辣食物。少食多餐。

（6）注意护理,用温水均匀清洁肛门附近区域。

附录 6　中英文对照

英文全称	英文简写	中文全称
absolute neutrophil count	ANC	中性粒细胞绝对计数
acute myelogenous leukemia	AML	急性髓细胞性白血病
adverse drug reaction	ADR	药物不良反应
aggressive systemic mastocytosis	ASM	侵袭性系统性肥大细胞增生症
ammonia		氨
anaplastic lymphoma kinase	ALK	间变性淋巴瘤激酶
anhydrous lactose		无水乳糖
area under the concentration time curve	AUC	浓度－时间曲线下面积
autologous hematopoietic stem cell transplantation	Auto-HSCT	自体造血干细胞移植
breast cancer resistance protein	BCRP	乳腺癌耐药蛋白
butyl alcohol		正丁醇
calcium carbonate		碳酸钙
carboxylesterase	CE	羧酸酯酶
carboxymethylcellulose calcium		羧甲基纤维素钙
carnauba wax		巴西棕榈蜡
carrageenan		卡拉胶
chronic eosinophilic leukemia	CEL	慢性嗜酸性粒细胞白血病
chronic graft versus host disease	cGVHD	慢性移植物抗宿主病
chronic lymphocytic leukemia	CLL	慢性淋巴细胞白血病
chronic myeloid leukemia	CML	慢性髓细胞性白血病
colloidal silicon dioxide		胶体二氧化硅
colony –stimulating factor	CSF	集落刺激因子

续表

英文全称	英文简写	中文全称
colorectal cancer	CRC	结直肠癌
common terminology criteria for adverse events	CTCAE	不良事件常用术语标准
complete blood count	CBC	全血细胞计数
corn starch		玉米淀粉
creatine kinase	CK	肌酸激酶
creatinine clearance rate	CrCl	肌酐清除率
croscarmellose sodium		交联羧甲基纤维素钠
cytokine receptor	CKR	细胞因子受体
cytotoxic T lymphocyte	CTL	细胞毒性 T 淋巴细胞
deep venous thrombosis	DVT	深静脉血栓形成
dermatofibrosarcoma protuberans	DFSP	隆突性皮肤纤维肉瘤
differentiated thyroid carcinoma	DTC	分化型甲状腺癌
dihydropyrimidine dehydrogenase	DPD	二氢嘧啶脱氢酶
drug-induced liver injury	DILI	药物性肝损伤
electrocardiogram	ECG	心电图
epidermal growth factor receptor	EGFR	表皮生长因子受体
epithelial-mesenchymal transition	EMT	上皮 - 间充质转化
erythema multiforme	EM	多形性红斑
FD&C Blue No.2		FD&C 蓝色 2 号铝色淀
ferric oxide red		氧化铁红
ferric oxide yellow		氧化铁黄
ferroferric oxide		四氧化三铁
fibroblast growth factor receptor	FGFR	成纤维细胞生长因子受体
Food and Drug Administration	FDA	美国食品药品管理局
gastrointestinal stromal tumor	GIST	胃肠道间质瘤
gelatin		明胶
glomerular filtration rate	GFR	肾小球滤过率
glyceryl monooleate		单油酸甘油酯

续表

英文全称	英文简写	中文全称
gonadotrophin releasing hormone analogue	GnRHa	促性腺激素释放激素类似物
hand-foot syndrome	HFS	手足综合征
hand-foot skin reaction	HFSR	手足皮肤反应
hepatocellular carcinoma	HCC	肝细胞癌
histone deacetylase	HDAC	组蛋白去乙酰化酶
homologous recombination deficiency	HRD	同源重组缺陷
homologous recombination repair	HRR	同源重组修复
human epidermal growth factor receptor	HER	人表皮生长因子受体
hydroxypropyl cellulose	HPC	羟丙纤维素
hydroxypropyl cellulose, low substituted	L-HPC	低取代羟丙纤维素
hypereosinophilic syndrome	HES	嗜酸细胞增多综合征
hypromellose		羟丙甲纤维素
hypromellose acetate succinate		醋酸羟丙甲纤维素琥珀酸酯
inducible T-cell kinase	Itk	诱导型 T 细胞激酶
insulin receptor	InsR	胰岛素受体
insulin-like growth factor	IGF	胰岛素样生长因子
interferon	IFN	干扰素
interleukin-11	IL-11	白介素 -11
interstitial lung disease	ILD	间质性肺疾病
isopropyl alcohol	IPA	异丙醇
lactose monohydrate		乳糖一水合物
lecithin (soy)		卵磷脂 (大豆)
left ventricular ejection fraction	LVEF	左室射血分数
lower limit of normal	LLN	健康人群低限
magnesium stearate		硬脂酸镁
mannitol		甘露醇

英文全称	英文简写	中文全称
mantle cell lymphoma	MCL	套细胞淋巴瘤
marginal zone lymphoma	MZL	边缘区淋巴瘤
metastatic colorectal cancer	mCRC	转移性结直肠癌
microcrystalline cellulose	MCC	微晶纤维素
microsatellite instability-high	MSI-H	微卫星高度不稳定
mismatch repair	MMR	错配修复
multiple myeloma	MM	多发性骨髓瘤
myelodysplastic syndrome	MDS	骨髓增生异常综合征
myeloproliferative diseases	MPD	骨髓增殖性疾病
National Medical Products Administration	NMPA	（中国）国家药品监督管理局
natural killer cell	NK	自然杀伤细胞
National Cancer Institute	NCI	美国国家癌症研究所
New York Heart Association	NYHA	纽约心脏病协会
non-small cell lung cancer	NSCLC	非小细胞肺癌
osteonecrosis of the jaw	ONJ	下颌骨坏死
palmar-plantar erythrodysesthesia syndrome	PPES	掌跖红肿疼痛综合征
pancreatic neuroendocrine tumor	PNET	胰腺神经内分泌瘤
P-glycoprotein	P-gp	P-糖蛋白
Philadelphia chromosome-positive acute lymphoblastic leukemia	Ph$^+$ALL	费城染色体阳性的急性淋巴细胞白血病
Philadelphia chromosome-positive chronic myeloid leukemia	Ph$^+$ CML	费城染色体阳性的慢性髓细胞性白血病
platelet	PLT	血小板
platelet-derived growth factor receptor	PDGFR	血小板衍生生长因子受体
poly（ADP-ribose）polymerase	PARP	多腺苷二磷酸核糖聚合酶
polyethylene glycol 400	PEG-400	聚乙二醇 400

续表

英文全称	英文简写	中文全称
polysorbate 80		聚山梨酯 80
polyvinyl alcohol	PVA	聚乙烯醇
posterior reversible encephalopathy syndrome	PRES	可逆性后部脑病综合征（同 RPLS）
potassium chloride	KCl	氯化钾
potassium hydroxide	KOH	氢氧化钾
povidone		聚维酮
propylene glycol	PG	丙二醇
prothrombin time	PT	凝血酶原时间
proton pump inhibitor	PPI	质子泵抑制剂
pulmonary embolism	PE	肺栓塞
receptor tyrosine kinase	RTK	受体酪氨酸激酶
renal cell carcinoma	RCC	肾癌
retinal pigment epithelial detachment	RPED	视网膜色素上皮脱离
retinal vein obstruction	RVO	视网膜静脉阻塞
reversible posterior leukoencephalopathy syndrome	RPLS	可逆性后部白质脑病综合征（同 PRES）
shellac		白虫胶
silicon dioxide	SiO_2	二氧化硅
small cell lung carcinoma	SCLC	小细胞肺癌
small lymphocytic lymphoma	SLL	小淋巴细胞性淋巴瘤
sodium lauryl sulfate		十二烷基硫酸钠
sodium starch glycolate（type A）		羧甲淀粉钠（A 型）
sodium stearyl fumarate		硬脂酰醇富马酸钠
soft tissue sarcoma	STS	软组织肉瘤
stearic acid		硬脂酸
Stevens-Johnson syndrome	SJS	Stevens-Johnson 综合征
sun protect factor	SPF	防晒因子
talc		滑石粉

续表

英文全称	英文简写	中文全称
tartaric acid		酒石酸
thrombopoietin	TPO	促血小板生成素
thrombotic microangiopathy	TMA	血栓微血管病
thyroid stimulating hormone	TSH	促甲状腺素
titanium dioxide		二氧化钛
toxic epidermal necrolysis	TEN	中毒性表皮坏死松解症
triacetin		三乙酸甘油酯
tumor lysis syndrome	TLS	肿瘤溶解综合征
tyrosine kinase inhibitor	TKI	酪氨酸激酶抑制剂
undifferentiated thyroid cancer	UTC	未分化甲状腺癌
upper limit of normal	ULN	健康人群高限
vascular endothelial growth factor	VEGF	血管内皮细胞生长因子
vascular endothelial growth factor receptor	VEGFR	血管内皮细胞生长因子受体
Waldenström macroglobulinemia	WM	瓦氏巨球蛋白血症
α_1-acid glycoprotein	AAG	α_1-酸性糖蛋白